Ophélie CHESNEAU LAMOTTE
Diététicienne Nutritionniste

30 Recettes

Salades composées

Equilibrées et économiques

Titre original : 30 Recettes de salades composées, équilibrées et économiques
Auteur : Ophélie CHESNEAU LAMOTTE
Illustrations : Création Mme Ophélie CHESNEAU LAMOTTE avec CANVA PRO
Photographies : Mme Ophélie CHESNEAU LAMOTTE

Dépôt légal : Avril 2023
Version 4 : Janvier 2024

ISBN : 978-2-9586493-5-7
Marque éditoriale : Mme Ophélie Chesneau Lamotte

9 782958 649357

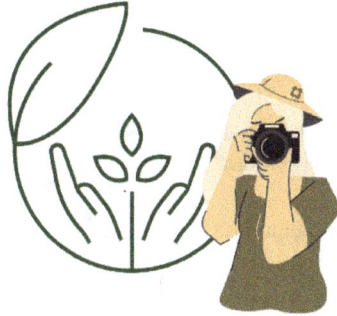

Dans une **démarche écologique** et progressive vers une alimentation durable, **les photos de cette collection seront disponibles sur QR Code.**
Bien que nous ayons conscience que l'utilisation de serveurs pour les données numériques soit également émettrice de gaz à effet de serre, nous pensons que le choix d'un papier plus léger vous permettra aussi d'avoir accès à un livre plus léger et plus économique.

Collection

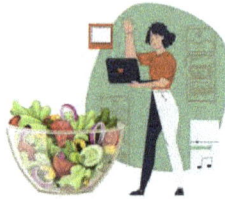

Table des matières

A propos de l'auteur

" Je suis ravi de vous présenter Ophélie Lamotte, diététicienne nutritionniste et passionnée de l'alimentation, de jardin et de cuisine.

Elle a obtenu un DU en psychologie et pédagogie du comportement alimentaire, ainsi qu'un CAP en boulangerie, lui permettant de développer une expertise complète en matière de nutrition et de cuisine. Elle a une solide expérience professionnelle de 7 ans en milieu hospitalier, notamment en gériatrie puis en libéral. Elle accueille à son cabinet les patients qui ont besoin d'une prise en charge diététique et ceux qui souhaitent être accompagnés pour diverses raisons autour de l'alimentation.

Je connais Ophélie depuis des années. Elle est très attachée à la nature. Son potager, ses animaux, sa cuisine, elle y passe la majeure partie de son temps. Avec un mari et deux enfants, elle comprend l'importance et le défi que cela peut être de nourrir une famille. En plus de sa passion pour la nature, réduire ses dépenses ou du moins maîtriser son budget l'ont poussé à cultiver ses propres fruits et légumes, à élever des chèvres et des poules, et à développer ses recettes. J'adore son pain au levain et ses petits fromages de chèvre affinés. Quand on vient à sa table, un vrai régal pour les yeux, pour le ventre et toujours un petit conseil bienveillant pour maintenir sa ligne (si on lui demande seulement).

Je suis certain que vous trouverez dans ce livre ou les autres de la même collection de quoi vous satisfaire. Un zest de souplesse, une pincée d'informations pertinentes pour une poignée de recettes simples.

En tant que permaculteur, je ne peux que me réjouir de cette approche respectueuses des aliments et de cette vision globale. Bonne lecture!"

Vincent, Ami d'enfance
21 février 2023

facebook
@cuisineophelie

Blog Diét.
lamotte-dieteticienne.com

Youtube
@cuisineophelie

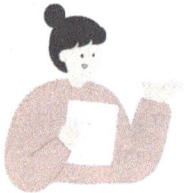

Introduction

Les fruits et les légumes sont les aliments qui devraient représenter la plus grande partie de notre alimentation. Ils devraient **occuper une place centrale** dans chacun de nos repas en raison de leur teneur élevée en eau, fibres et nutriments fondamentaux dont notre société actuelle manque cruellement.

Ces **substances protectrices** telles que les vitamines et les sels minéraux sont l'une des clés fondamentales dans la prévention des maladies cardiaques, métaboliques, digestives, mentales et pour le maintien d'une excellente forme au quotidien.

Les légumes sont nombreux, cultivés dans toutes nos régions Françaises et toute l'année. De la carotte aux poireaux en hiver, du radis à la batavia au printemps, de la tomate au poivron en été ou des fèves aux différentes courges à l'automne. Nous avons une large diversité sur tout notre territoire. D'avril à octobre, il est très facile de préparer une jolie assiette colorée de ces merveilleux légumes frais, croquants et riches de saveurs. Nous pouvons aussi en réaliser de délicieux plats d'accompagnements, en préparer des potages onctueux ou les croquer à l'apéro.

Les légumes sont très certainement le groupe d'aliments le plus économique, malgré une inflation vertigineuse et dévastatrice, avec un prix au kilo des plus faibles comparés aux viandes, poissons ou encore les fromages.

En général, les aliments d'origine végétale sont les moins coûteux à produire et à conserver dés lors qu'ils sont cultivés et achetés à la bonne saison. Si en plus on dispose d'un potager ou d'un entourage passionné par le jardin, ou encore des lieux d'achat anti-gaspi', la part que représente les légumes dans notre budget alimentaire diminue drastiquement.

Selon les régions, la saison, le mode de conservation des aliments, la part quotidienne des "5 fruits et légumes par jour" peut représenter entre 1€ et 2€ par personne soit une dépense assez similaire pour une seule portion de viande ou de poisson de 100 grammes.

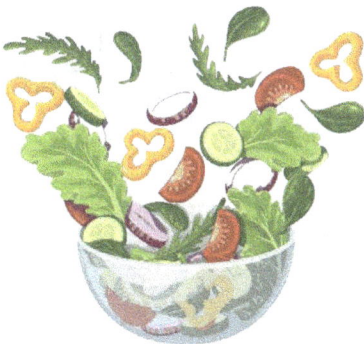

Les légumes sont également riches de saveurs, de parfums et de couleurs. Toucher une feuille de plants de tomates au jardin est un véritable régal pour le nez. Croquer dedans un régal encore pour nos papilles. Et une belle assiette de couleurs jaunes, vertes, rouges, violettes, un pur festival pour les yeux.

Pourtant, cette consommation est inférieure aux recommandations de l'ANSES (5 portions de 80 grammes de fruits & légumes par jour; dont 3 légumes et 2 fruits représentent un total de 400 grammes). En France métropolitaine, la consommation de fruits et légumes frais est estimée à 350g par habitant et par jour.

Et puis les mêmes questions et les mêmes freins reviennent chez les personnes qui me consultent, dans mon entourage et moi-même d'ailleurs. Oui oui ! On est un peu tous concerné!

Quand j'étais enfant, ado et même jeune adulte, honnêtement je ne courais pas après les légumes. Mis à part, les tomates, les radis et éventuellement les carottes râpées et la salade, les légumes n'étaient pas mon fort. J'ai commencé à les apprécier chez les autres. Peut-être mieux cuisiné que chez moi? Au fil des ans, j'ai commencé à apprécier le jardinage et à croquer directement au potager et à les sentir. L'envie de les mettre en valeur dans notre assiette a pris place. Et aujourd'hui je mange absolument tous les légumes même le chou de Bruxelles, le salsifis et le champignon. Mes principaux freins seraient plutôt autour du manque de temps. Les légumes qui viennent du potager demandent plus de temps pour les récolter, les laver, les éplucher contrairement à ceux que l'on trouve au rayon surgelés. Toutefois, je ne m'interdis pas d'en acheter. Nous avons très régulièrement des échecs au potager et il n'est pas question de réduire la diversité de notre alimentation.

Ainsi, en dehors du prix, qui en fin de compte n'est pas vraiment un obstacle, les véritables entraves à la consommation de légumes frais sont liées – un peu comme nous - au manque de temps pour les préparer et les cuisiner, mais aussi à la difficulté de les conserver sur une longue période, au manque de saveur et de goût, ainsi qu'au manque d'idées de recettes pour éviter la monotonie.

J'ai rassemblé pour vous dans ce livre consacré aux légumes "frais" crus et cuits **"30 recettes de salades composées équilibrées et économiques"**, de nombreux outils qui vous aideront à augmenter votre consommation de végétaux Français.

Vous trouverez, en plus des recettes, une boîte à outils contenant des suggestions pour conserver vos fins de repas et les recycler en salades composées rapidement afin d'économiser et gagner du temps.

J'ai intégré une dimension de l'alimentation intuitive autour de la faim pour vous aider à déterminer votre portion idéale et manger simplement ce qui est nécessaire. Aussi, pour vous aider dans votre rassasiement, des suggestions de présentation sont proposées.

Pour pallier aux problèmes de goûts et saveurs, des techniques de préparations sont abordées par la découpe, l'utilisation des herbes aromatiques et des épices ou encore des mariages savants pour plus de croquants et de moelleux. De délicieuses sauces vinaigrettes et crèmes sont en bonus.

Pour vous aider à gagner du temps, j'ai disposé quelques astuces pour planifier un repas, organiser un menu et une liste de courses.

J'espère que ce volet de la collection **"Du poids dans mon assiette"** vous apportera un plus dans votre alimentation. En attendant, je vous invite à découvrir un peu plus en profondeur dans "Avant de commencer" les véritables avantages de consommer des légumes puis à réaliser les recettes. En fin de cet ouvrage vous retrouverez cette boîte à outils, la FAQ et mes coordonnées.

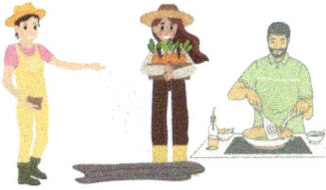

Avant de commencer

"Avant de plonger dans les **30 recettes de salades composées** que j'ai soigneusement sélectionnées pour vous, je vous propose d'aborder les nombreux avantages de consommer des salades composées.

Tout d'abord, les bienfaits santé mais aussi les avantages économiques et écologiques qu'elles offrent. Vous verrez qu'il est possible de bien manger pour quelques euros, de prendre soin de soi et de son portemonnaie."

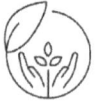

Un livre écologique et économique

J'ai voulu mettre en avant l'importance de cuisiner de manière écologique et économique parce que notre portemonnaie n'est pas extensible et n'avons qu'une seule planète où habituer. En utilisant des ingrédients locaux, de saison et en recyclant les restes, c'est possible!

Des légumes de saison

Ce livre de **30 recettes de salades composées** se concentre essentiellement sur l'utilisation **de légumes frais de saison et locaux** des régions Françaises. Bien sûr, selon leur mode de conservation, certains légumes deviennent disponibles toute l'année tels que le maïs doux cuits. En utilisant des matières premières locales, vous aiderez également à soutenir les agriculteurs et à réduire votre impact environnemental.

Des salades assez économiques

Les **salades composées** sont économiques car elles nécessitent des ingrédients généralement peu coûteux tels que les céréales, les pommes de terre, les légumineuses et les légumes frais. Elles permettent aussi d'utiliser certains **restes du réfrigérateur.** Finalement c'est la championne de l'anti-gaspi! On peut préparer de jolies assiettes colorées avec un reste de d'oignons, quelques feuilles de maches et roquettes, des lamelles de pomme de terre vapeur et quelques croutons de pain dur sur lequel on aura fait fondre du fromage de chèvre.

Des fiches simples, pratiques

Pour que ce livre reste lui aussi économique et écologique, le choix du papier fût aussi important. **L'accès aux photos par QR code** permet de favoriser un papier plus léger. La majorité des recettes ont leur QR code et la qualité de l'image optimale. Un simple scan est hop vers la photo ! Toutes les photos sont les miennes. Aussi, je peux les mettre à jour saison après saison et au fur et à mesure que je réalise à nouveau les salades.

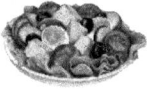

Les avantages des salades composées

Il s'agit d'une composition de plusieurs ingrédients, tels que des légumes frais, parfois des fruits, des noix, des viandes ou du poisson, des œufs, des fromages, des céréales etc. Les ingrédients sont généralement coupés en petits morceaux et mélangés pour créer une combinaison de saveurs et de textures diverses. La **salade composée** est souvent servie comme un repas léger ou en tant qu'accompagnement pour un repas plus substantiel.

Les salades sont souvent populaires en été pour leur fraicheur mais on les mange aussi bien au printemps jusqu'à l'automne avant de basculer sur les soupes et les potages lors de la saison la plus froide.

Manger **des salades composées** peut présenter plusieurs avantages :

"Santé" : Elles peuvent être **complètes et équilibrées** par elle-même en contenant parfois tous les groupes d'aliments de la pyramide alimentaire et regorgent ainsi de vitamines, minéraux et fibres non altérées par la cuisson.

"Economique": L'utilisation de nombreux ingrédients peu coûteux ou de restes du réfrigérateur. Pour les plus chanceux, des légumes gratuits par des amis, voisins ou provenant de son propre potager.

"Pratique": Elles sont pratiques et faciles à emporter pour le déjeuner au travail et ne demandent pas à être réchauffées. Rapides également lorsqu'il s'agit d'assembler les restes du réfrigérateur.

"Ecologique": En donnant priorité aux légumes de saisons, de culture locale et raisonnée, notre empreinte carbone diminue. C'est une nouvelle dimension aujourd'hui non négligeable.

"Gastronomique": Eh oui, on peut être écologique, économique, pratique et santé et être également gastronomique. Un savant mariage d'ingrédients de différentes textures et saveurs. L'assaisonnement d'épices, d'herbes aromatiques et de sauces délicieuses pour faire en sorte que notre salade devienne un met authentique et gastronomique.

Complètes et équilibrées

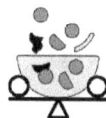

Une salade devient un repas complet lorsqu'elle contient l'ensemble des différents groupes d'aliments. En général, elle comporte une source de féculents, telles que du riz, des pâtes ou des pommes de terre, puis une source de protéines, comme des légumineuses, de la viande, du poisson, ou des œufs. Des légumes, crus ou cuits, viennent compléter la composition, et les assaisonnements apportent les matières grasses nécessaires.

Les **salades complètes** participent à maintenir un bon état de santé. D'abord, elles sont riches en nutriments et la diversité permet de couvrir la majorité de nos besoins nutritionnels la plupart du temps. Ensuite, elles sont riches en fibres ce qui est régulateur de transit et protecteur de certaines pathologies digestives. Les féculents fournissent de l'énergie et associés aux fibres, ils régulent la glycémie, ce qui fait un atout majeur pour tous mais encore plus pour les personnes diabétiques. Les noix, les graines, les olives, le poisson gras et les assaisonnements à base d'huile végétale apportent des matières grasses et des acides gras oméga-3.

Pour estimer **la quantité à préparer**, en tant que diététicienne spécialiste de l'alimentation intuitive, je vous invite à créer votre salade composée sans vous préoccuper **des grammages ni des calories**. J'encourage mes patients à identifier plutôt les sensations de faim, leur intensité, et la durée de satiété. Après quelques tentatives et observations des précédents repas, l'ajustement des quantités devient plus aisées et naturelles. Je comprends que certains d'entre vous puissent craindre cette approche par manque de repères, de confiance. Je recommande dans ce cas l'aide d'un professionnel parfaitement formé.

Les signes de la faim peuvent varier d'une personne à l'autre et peuvent évoluer au fil des heures. Écouter son corps et être attentif à nos propres sensations nous guident.

Trouvez un endroit calme pour vous concentrer à repérer certains signes de la faim (Gargouillements dans l'estomac ou sensation de vide ou de creux, Faiblesse ou fatigue en fin de matinée, Diminution de la concentration associée à des pensées récurrentes de la nourriture, Humeur irritable ou énervée ...).
Puis, essayez d'estimer le volume de votre repas. Mangez lentement. Arrêtez lorsque vous êtes satisfait sans sensation de trop plein, juste le sentiment d'un repas bien fini.

Des plats plutôt économiques

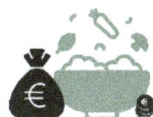

Il est possible que vous considériez les légumes comme des produits coûteux. Certes, ils sont de plus en plus chers sur l'étale. Cependant, le prix au kilo des légumes les plus appréciés en France oscille entre de 3€ à 5€ ce qui représente environ **1.20€ par jour** et par personne pour 3 portions de légumes de 80 grammes.

Si l'on fait le même calcul pour les viandes et les poissons, il faudra dépenser environ **1.95€ par jour**, par personne pour 2 portions de 80 gr. Et pour les produits laitiers, on estimera environ une dépense **quotidienne de 1.35€,** par adulte en moyenne pour la consommation de 30 gr de fromage à 12€ le kilo, 1 yaourt nature au lait entier et 1 verre de lait de 250 ml.

Ensuite, **les céréales et tubercules** qui agrémentent nos salades sont des ingrédients ultra économiques. Le riz, les pâtes ou d'autres céréales sans oublier les pommes de terre et les légumineuses. Une richesse nutritionnelle à prix modique.

> On estime environ une dépense **par adulte et par jour** de :
> € 1.20€ pour **3 portions de légumes**,
> € 1.35€ pour 3 produits laitiers,
> € 1.95€ pour 2 portions de viande et poisson,

Quelques astuces pour plus d'économies

- **Cultiver ses propres légumes** dans son potager ou en jardin collectif. Des fruits, légumes, plantes aromatiques... Et échanger avec amis, voisins, entourage!
- **Acheter en vrac** : Le vrac permet de gérer les quantités par rapport aux besoins. Dans certaines situations, il peut être plus intéressant que le stockage de grosses quantités.
- **La cueillette libre !** Des herbes sauvages comme la menthe, le thym ou encore des baies et des mûres sans oublier les châtaignes ou les champignons à condition d'être connaisseur.
- **Les AMAPS** sont des **Associations pour le Maintien de l'Agriculture Paysanne**, le principe étant de consommer les fruits et légumes produits localement **et être en lien DIRECT avec le producteur**. Le circuit court par excellence !

Pratiques simples et rapides

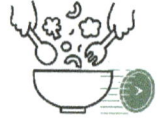

En plus d'être un atout **santé** et **économique**, les salades composées présentent des **avantages pratiques**. Elles sont **simples** à préparer et parfois extrêmement rapides.

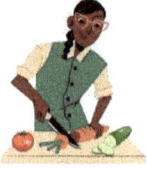

En consommant des salades composées plusieurs fois par semaine, on peut préparer à l'avance plusieurs ingrédients qui se garderont très bien au réfrigérateur à +4°C dans un contenant hermétique. Que les ingrédients soient crus, lavés, épluchés, découpés ou qu'ils soient cuits et rapidement refroidis, ils patienteront 3 à 5 jours sans problème.

La veille d'une journée de travail bien chargée, vous pourrez alors vous servir dans vos boîtes et créer la salade de votre inspiration. Vous trouverez les idées de salades composées dans le chapitre suivant pour vous aider. Piochez alors dans chacun des ingrédients, assaisonnez, rangez ! Vous n'aurez plus à perdre du temps à préparer et laver à nouveau de la vaisselle.

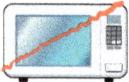

Il n'y a pas de micro-onde sur votre lieu de travail ? La salade composée est pratique pour cela. Pas besoin de la réchauffer!

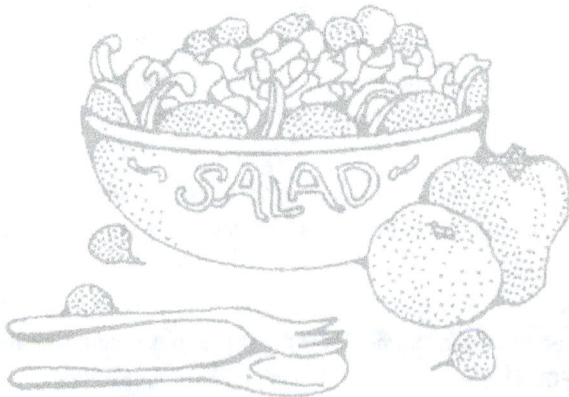

Ecologiques, naturelles et de saison

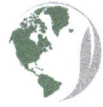

L'alimentation écologique est un sujet de plus en plus important dans notre société moderne, en raison de l'impact délétère de l'industrie alimentaire sur l'environnement. Manger des salades composées à partir d'ingrédients locaux, de saison et de culture raisonnée peut être un moyen simple et efficace de réduire son empreinte carbone. Réduire la consommation d'énergie fossile pour la production d'engrais et son transport, la construction des serres, leur entretien et le chauffage, le transport des aliments, leur réfrigération permet de lutter drastiquement contre les **émissions de gaz à effet de serre**.

- Les aliments locaux parcourent une distance plus courte,
- De saison, les serres chauffées énergivores ne sont plus utilisées,
- Les méthodes de culture raisonnée préservent la vie du sol grâce à un travail du sol respectueux, une utilisation d'engrais naturels.

De plus, en achetant des produits locaux, nous soutenons les petits producteurs et encourageons une agriculture durable.

Prenons l'exemple de la salade de **tomates et de concombres**. Si ces ingrédients proviennent d'une ferme locale et sont cultivés de manière raisonnée, leur empreinte carbone sera nettement inférieure à celle de tomates et de concombres importés de l'étranger et cultivés en serre chauffée en plein hiver.

L'Agence de la transition écologique (ADEME) est une organisation française qui s'efforce de promouvoir une transition écologique durable. Le programme **Agribalyse®** produit des données sur les impacts environnementaux des produits agricoles et alimentaires.

1kg de tomate de saison produit 0.58 kg CO_2 eq/kg de produit contre 1.96 kg CO_2 eq/kg de produit pour les tomates cultivées hors saison.

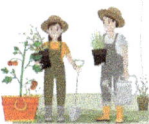

Certaines personnes peuvent réduire encore plus leur bilan carbone :
- En jardinant (potager personnel, ouvrier et collectif)
- En partageant en famille et avec les voisins les surplus.
- Les plantes aromatiques peuvent pousser sur les balcons !

Des salades gastronomiques

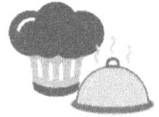

Les salades composées ont longtemps été considérées comme de simples accompagnements ou des plats d'été sans grande importance. Cependant, ces dernières années, les salades ont connu une véritable renaissance culinaire, devenant des plats à part entière et de véritables stars gastronomiques. Les salades composées sont maintenant utilisées pour ajouter de la couleur, de la saveur et de la texture à une variété de repas.

Pour créer une salade composée gastronomique, il y a quelques éléments clés à prendre en compte : les ingrédients de qualité, la présentation soignée et l'assaisonnement parfait. Chacun de ces éléments est crucial pour transformer une salade ordinaire en un plat délicieux et visuellement attrayant.

Le choix des ingrédients est essentiel pour une salade composée gastronomique réussie. Optez pour des ingrédients frais et de qualité supérieure, de préférence de saison. Pensez aux légumes et aux fruits, mais aussi aux noix, aux graines et aux herbes fraîches. Les viandes, les poissons et les fromages sont également des ingrédients couramment utilisés dans les salades composées gastronomiques.

En plus des ingrédients, la présentation de la salade est également très importante. La présentation soignée peut transformer une simple salade en un véritable plat gastronomique. Jouez avec les couleurs et les formes pour créer un aspect visuellement attrayant. Utilisez de la jolie vaisselle, simple ou originale pour ajouter une touche de sophistication.

L'assaisonnement est le dernier élément clé pour une salade composée gastronomique réussie. Il doit être équilibré et compléter les saveurs de la salade. Vous pouvez utiliser des vinaigrettes maison. Les herbes fraîches, les épices et les agrumes sont également d'excellentes options pour ajouter de la saveur à la salade.

N'hésitez plus, lâchez votre créativité et faites-vous plaisir !

Passons en cuisine

Indication d'ingrédients sans grammage à
ajuster selon l'usage
(plat principal ou accompagnement)

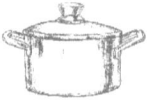

Comment cuire les féculents?

Les différentes méthodes pour cuire le riz

- **La cuisson à la vapeur** est une méthode de cuisson douce qui permet de préserver les nutriments et la texture du riz. Pour ce faire, il suffit de placer le riz dans un panier en bambou ou en acier inoxydable, de le rincer à l'eau froide, puis de le cuire à la vapeur pendant environ 20 minutes.

- Une autre astuce pour conserver les valeurs nutritives du riz consiste à utiliser **une quantité d'eau réduite** pendant la cuisson. En effet, le riz absorbe l'eau pendant la cuisson, et si l'on en utilise trop, une partie des nutriments est perdue à l'égouttage. Pour cuire votre riz à **eau réduite**, prenez une casserole et utilisez environ 1,5 fois la quantité d'eau par rapport au riz (ex: 100 gr de riz pour 150gr d'eau).

- **Pour la cuisson classique à feu doux**, prenez une casserole d'eau bouillante et faites cuire le riz selon les instructions du fabricant. Egouttez et refroidissez immédiatement.

La cuisson des pâtes

Plus les pâtes cuisent longtemps, plus elles perdent leur valeur nutritive et leur texture. Elles impactent aussi la glycémie et la durée de satiété en est réduite. Pour obtenir **des pâtes al dente**, il faut les cuire pendant une durée plus courte. Pour cela, il est conseillé d'utiliser une **grande quantité d'eau bouillante salée**. **En fonction de la grosseur des pâtes**, le temps de cuisson peut varier. Par exemple, les pâtes fines telles que les spaghettis ont besoin d'une durée de cuisson plus courte que les pâtes épaisses comme les pennes ou les rigatonis. Il est donc très important de surveiller et de goûter pour arrêter à temps la cuisson.

Une fois qu'elles sont cuites, égouttez-les immédiatement et rincez-les aussitôt avec de **l'eau bien froide** pour couper tout de suite la cuisson.

La semoule de blé

La cuisson de la semoule est assez simple et rapide. Celle que j'ai adopté est la suivante. Mélangez dans un plat de la semoule à de l'huile d'olive à l'aide d'une fourchette. Par exemple, 200 grammes de semoule et 20 grammes d'huile d'olive. Le mélange doit être bien homogène. Chauffez de l'eau bouillante à la bouilloire, à la casserole ou au micro-onde comme vous voudrez. Versez 1,5 fois d'eau bouillante sur votre semoule huilée. Mélangez à nouveau quelques secondes et laissez reposer 5 mn, c'est prêt !

Et pour les pommes de terre !

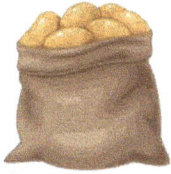

Pour faire des salades composées avec des pommes de terre, je vous recommande d'utiliser une variété à **chair ferme** ou à **chair très ferme** qui se maintient très bien à la cuisson. La "Charlotte" est une variété très populaire en France pour les **salades de pommes de terre** en raison de sa texture ferme et fondante, ainsi que de sa saveur douce et délicate. De plus, ces pommes de terre sont faciles à trouver et sont généralement très économiques. Vous pouvez aussi utiliser les "rattes", "Belle de Fontenay", "Chérie».

La cuisson à l'eau bouillante est la méthode simple pour cuire les pommes de terre. Laissez-leur la peau. Plongez les dans l'eau bouillante. Piquez avec la pointe d'un couteau pour en vérifier la cuisson et dès que le couteau s'enfonce facilement, c'est cuit. Egouttez et laissez refroidir.

Les pommes de terre peuvent être **cuites au four**. Il suffit de les piquer plusieurs fois avec une fourchette avant de les enfourner à 200°C pour environ 45 minutes. Si votre four est allumé pour une autre préparation, profitez-en pour favoriser cette méthode et économiser de l'énergie.

La cuisson à la vapeur est une méthode douce qui préserve les nutriments des pommes de terre. Epluchez les avant de les cuire pendant environ 20 minutes.

La cuisson au micro-ondes est la plus rapide. Piquez les plusieurs fois avec une fourchette, placez-les dans un récipient légèrement couvert avant de les cuire à puissance maximale environ 5 à 7 minutes.

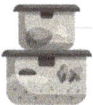

Les pâtes, le riz et les pommes de terre peuvent être cuitent jusqu' 4 ou 5 jours à l'avance. Les principes fondamentaux pour bien préserver vos produits sont :
- Cuire ni trop peu ni trop,
- Rincer immédiatement à l'eau froide pour stopper net la cuisson,
- Placer dans un contenant qui ferme pour éviter le croutage,
- Conserver au réfrigérateur en 0°C et +4°C.

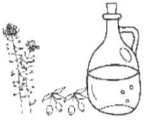

Comment assaisonner ses salades ?

Les huiles végétales

Les huiles végétales sont riches en nutriments essentiels tels que les acides gras insaturés, les vitamines et les minéraux. Il existe une grande variété d'huiles végétales qui peuvent être utilisées pour assaisonner les salades composées. Voici les huiles les plus couramment utilisées et leurs avantages et inconvénients :

- **L'huile d'olive** est produite à partir de la d'olives broyées dont la pulpe est malaxée à froid qui décante pendant 48h environ. Le liquide obtenu sera filtré pour extraire uniquement l'huile. Elle est très riche en acides gras monoinsaturés, tels que l'acide oléique bénéfiques pour la santé cardiovasculaire. Elle contient également des polyphénols, de puissants antioxydants aux propriétés anti-inflammatoires. Elle est souvent utilisée dans les salades et peut également être utilisée pour la cuisson.

- **L'huile de colza**, également connue sous le nom d'huile de canola, est produite à partir de graines de colza pressées. Elle est riche en acides gras oméga-3 et oméga-6, qui sont des acides gras essentiels que le corps ne peut pas produire lui-même. Les oméga-3 et oméga-6 ont des propriétés anti-inflammatoires et peuvent aider à réduire le risque de maladies cardiovasculaires. Cette huile est excellente pour les salades contenant des légumes verts ou des pommes de terre.

- **L'huile de noix** est produite à partir de noix pressées. Elle est riche en acides gras polyinsaturés, tels que l'acide linoléique, bénéfiques pour la santé cardiovasculaire. Cette huile est riche en vitamine E, un antioxydant protégeant les cellules contre les dommages occasionnés par les radicaux libres. Elle est particulièrement adaptée aux salades composées.

- **L'huile de sésame** est produite à partir de graines de sésame pressées. Elle a un goût unique et est riche en acides gras insaturés, tels que l'acide oléique et l'acide linoléique. Elle est également riche en antioxydants, tels que les lignanes. Cette huile est souvent utilisée dans les salades contenant des légumes asiatiques ou des fruits exotiques.

Le choix de l'huile végétale dépend des ingrédients de la salade. Pour les salades à base de légumes verts, l'huile d'olive est recommandée. Pour les salades contenant des fruits ou des noix, l'huile de noix est une bonne option. Pour les salades contenant des légumes asiatiques, l'huile de sésame est recommandée. L'huile de colza est parfaite pour les salades contenant des légumes racines ou des pommes de terre.

Le choix du vinaigre est essentiel pour apporter une touche d'acidité qui rehaussera les saveurs des ingrédients. L'assaisonnement d'une salade est un art délicat qui nécessite l'utilisation d'ingrédients appropriés pour obtenir une saveur équilibrée et agréable. Il existe plusieurs types de vinaigres disponibles, chacun ayant ses avantages et inconvénients en termes de saveur, de couleur, et de valeurs nutritionnelles. Voici quelques-uns des vinaigres les plus couramment utilisés pour l'assaisonnement des salades :

- **Vinaigre de vin** est fabriqué à partir de vin fermenté, et peut être blanc ou rouge selon le type de vin utilisé. Il a une saveur douce et légèrement acide, et est souvent utilisé pour les salades vertes. C'est un excellent choix pour les salades légères, car il ne masque pas le goût des autres ingrédients.

- **Vinaigre balsamique** est un vinaigre italien foncé et sucré, fabriqué à partir de moût de raisin. Il a une saveur complexe, douce et fruitée, qui en fait un choix populaire pour les salades composées. Le vinaigre balsamique est souvent utilisé pour les salades avec des ingrédients riches comme les fromages ou les noix.

- **Vinaigre de cidre** est fabriqué à partir de jus de pomme fermenté, et a une saveur légèrement sucrée et acidulée. Il est souvent utilisé pour les salades de fruits, les salades avec des ingrédients sucrés, ou pour les salades avec des ingrédients plus lourds comme la viande ou le poisson.

- **Vinaigre de riz** est un vinaigre asiatique doux et acidulé, fabriqué à partir de riz fermenté. Il est souvent utilisé pour les salades de légumes, les salades de fruits de mer et les salades avec des ingrédients asiatiques comme les nouilles ou les algues.

- **Vinaigre de framboise** est un vinaigre fruité et acidulé, fabriqué à partir de framboises. Il a une saveur douce et fruitée qui en fait un choix populaire pour les salades de fruits et les salades avec des ingrédients sucrés comme les fruits rouges ou les agrumes.

- **Vinaigre de Xérès** est un vinaigre espagnol produit dans la région de Jerez, en Andalousie. Il a une saveur riche et complexe, légèrement sucrée et acidulée, qui en fait un choix populaire pour les salades avec des ingrédients riches comme les viandes ou les légumes grillés.

De la crème dans vos salades

La crème est un ingrédient couramment utilisé en cuisine pour ajouter de la richesse et de la texture à de nombreux plats. Mais connaissez-vous le processus de fabrication de la crème fraîche ?

Le processus de fabrication commence par la collecte du lait de vache dans les fermes. Le lait est ensuite pasteurisé à une température comprise entre 80 et 100°C pendant environ 10 secondes afin d'éliminer tous les micro-organismes et germes nocifs, tout en conservant les valeurs nutritionnelles du lait. La crème qui subit une pasteurisation unique et qui est conditionnée dans les 24 heures suivant sa production peut être désignée sous l'appellation de "crème fraîche.

Après la pasteurisation, l'étape suivante est l'écrémage du lait pour isoler la crème du lait. Cette opération est réalisée dans une écrémeuse qui tourne vigoureusement pour séparer la crème du lait.

Ensuite, pour obtenir une crème plus ou moins épaisse avec des saveurs plus ou moins marquées, la crème est ensemencée en ajoutant des ferments lactiques.

La crème fraîche doit être conservée au réfrigérateur et consommée assez rapidement après son ouverture.

Bien choisir sa crème

Une vraie crème de qualité ne contient aucun additif. Elle a meilleur goût, elle est qualitative, on en utilisera beaucoup moins qu'une crème insipide. On y gagne sur son budget en réduisant les quantités. Voyons dans le chapitre suivant les additifs couramment rencontrés dans les crèmes alimentaires.

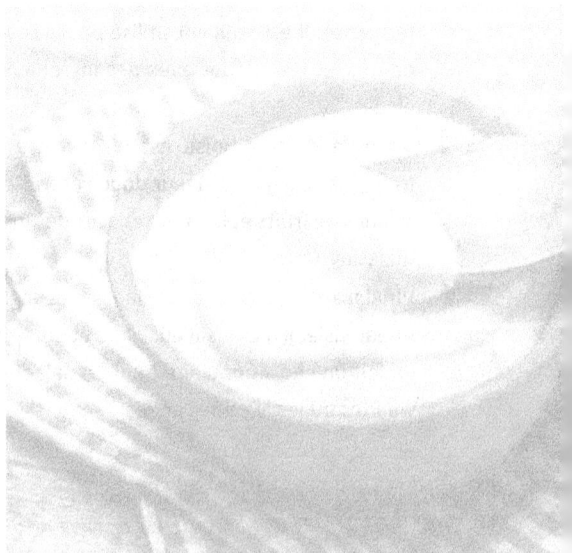

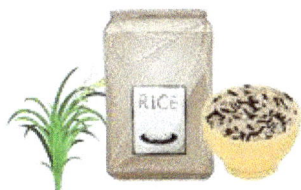

Salades à base de riz

*"Ce chapitre regroupe les recettes de salades composées à **base de riz**. Chaque recette comprend une liste d'ingrédients et leur saisonnalité, avec des suggestions pour personnaliser la recette en fonction de vos goûts. Le grammage de chaque ingrédient n'est pas précisé pour une grande souplesse. En effet, selon les goûts et les matières disponibles, vous pouvez ajuster comme bon vous semble les proportions de chaque ingrédient. Un peu moins de ceci et un peu plus de cela ! Libre à vous, en fait."*

Du chef (Salade)

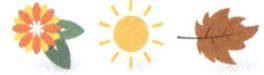

*La salade composée **"Du chef"** est un délicieux mélange de riz long, de laitue fraîche, d'œuf dur, de jambon blanc, de tomates cerises, et de fromage de chèvre. Le tout est lié avec une vinaigrette maison. Un plat simple et efficace !*

Ingrédients

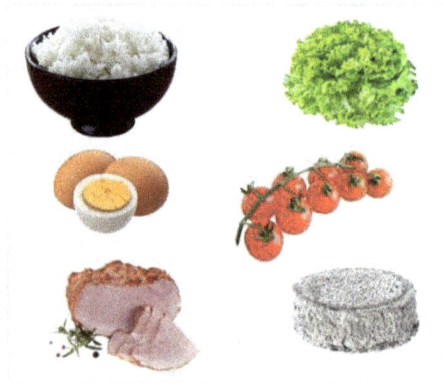

- Riz long blanc
- Laitue
- Œuf dur
- Jambon blanc
- Quelques tomates cerises
- Fromage de chèvre

Préparation 25

1. Cuire le riz blanc 12- 15 mn
2. Durcir l'œuf 10-12 mn
3. Refroidir rapidement le riz et l'œuf
4. Eplucher et laver la salade
5. Emincer le jambon
6. Découper les tomates cerises en deux
7. Préparer des petits morceaux de fromages

Mélanger l'ensemble des ingrédients dans un saladier. Dresser ensuite un contenant tel une assiette, bol ou autre forme originale. Assaisonner avec la sauce de votre choix. Adapter les quantités selon l'usage (plat principal ou accompagnement).

Mon grain de sel

Romaine, iceberg, frisés... voici quelques variétés de salades parmi la famille des laitues. La salade est riche en eau et en bêta-carotène. C'est simple, une portion de 50gr couvre à 230% environ nos besoins quotidiens en bêta-carotène. N'hésitez plus alors à en mettre dans vos compositions.

Du Velay (Salade)

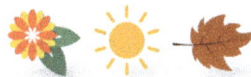

Les lentilles vertes du Puy et le riz sauvage apportent une texture croquante, tandis que la féta légèrement acide et les tomates séchées donnent une touche de fraîcheur. Les lardons ajoutent une note salée qui complète parfaitement cette salade composée."

Ingrédients

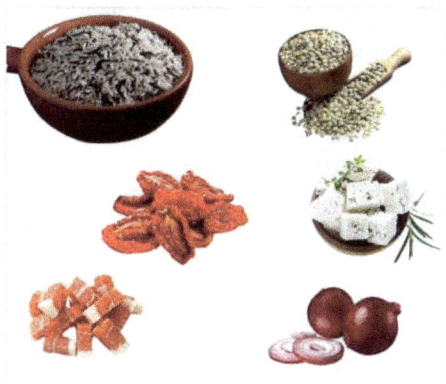

- Mélange de riz sauvage
- Lentilles vertes du Puys
- Tomates séchées
- Lardons
- Féta à l'huile et aux herbes
- Oignon rouge

Préparation 25

1. Cuire le riz 15 à 20 mn
2. Cuire les lentilles 12 à 15 mn
3. Rissoler les lardons
4. Refroidir rapidement toutes les cuissons
5. Eplucher et émincer l'oignon rouge
6. Préparer la féta à l'huile

Préparer chaque ingrédient en petite quantité ! Environ 2 poignées de riz pour 1 poignée de lentilles vertes convient par personne. Mélanger dans un saladier puis dresser à l'assiette ou autre contenant. Une sauce avec un vinaigre balsamique s'associe bien avec cette composition.

Mon grain de sel

L'oignon rouge a une saveur bien plus délicate que l'oignon jaune. Il accompagne très bien nos crudités, salades composées, sandwich. Contrairement aux idées reçues, avec ces 5gr de glucides pour 100 grammes d'oignon rouge, il n'est pas plus riche en glucides que d'autres légumes.

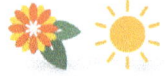

Légumes frais à la menthe

A déguster ce mélange frais **"Légumes frais à la menthe"** pendant les journées bien chaudes. L'asperge, la tomate et la menthe sont la garantie d'une bonne fraîcheur !

Ingrédients

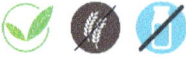

- Riz long blanc
- Asperges vertes cuites
- Tomate ancienne
- Maïs doux cuits
- Olives dénoyautées
- Échalote
- Menthe fraîche

Préparation 20

1. Cuire le riz long 12- 15 mn et le refroidir
2. Egoutter les asperges vertes cuites
3. Egoutter le maïs doux
4. Couper la tomate en petits cubes
5. Préparer quelques olives vertes ou noires
6. Emincer l'échalote et la menthe

Mélanger tous les ingrédients dans un saladier puis dresser les assiettes ou autre contenant décoratif. Chacun pourra assaisonner ensuite selon ses goûts. d'olive et le citron peuvent être un bon mariage.

Mon grain de sel

Utiliser des olives dénoyautées, c'est plus pratique !

Les asperges fraîches au mois de mars – avril peuvent être onéreuses, penser alors aux asperges conditionnées en bocaux. l'asperge cuite a l'eau aura perdu de nombreux nutriments. Cependant, elle reste une source encore importante de bêta carotène, potassium et vitamine b9.

Marseillaise

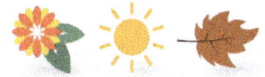

*La salade **"Marseillaise"** est une combinaison généreuse d'ingrédients du Sud de la France ou régions proches, tels que le riz de Camargue, les tomates anciennes et les olives. D'autres ingrédients d'été peuvent être présents comme les haricots verts. Certains ajouteront également des oignons, de l'ail ou de l'échalote à leur composition.*

Ingrédients

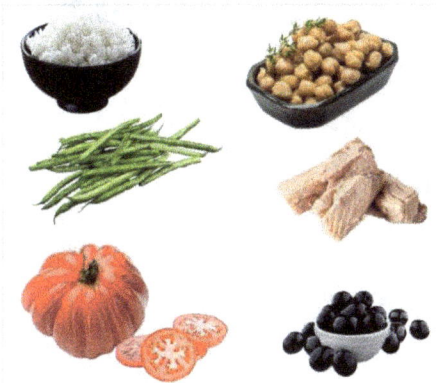

- Riz de Camargue
- Haricots verts
- Pois chiches
- Thon à au naturel
- Tomate ancienne
- Olives noires

Préparation 20

1. Cuire le riz de Camargue 12- 15 mn
2. Cuire les haricots verts
3. Refroidir rapidement les aliments cuisinés
4. Découper les haricots verts en petits morceaux
5. Egoutter les pois chiches et le thon au naturel
6. Couper la tomate en petits dés
7. Préparer les olives noires

Mélanger tous les ingrédients ensemble tout simplement avec les proportions selon les préférences de chacun ou ce qu'il reste à disposition. Dresser un bol ou une belle assiette. Décorer le dessus avec 1 ou 2 olives noires supplémentaires, herbes fraîches.

Mon grain de sel

Le pois chiche est un légumes secs riches en protéines et en glucides mais aussi une grande source de fibres. Ainsi, il permet d'avoir un temps de satiété (période de non faim) plus long.

Utiliser une huile d'olive vierge pour ce type de salade.

Vous pouvez remplacer le riz de Camargue par du riz long selon la composition de votre épicerie.

Méditerranéenne

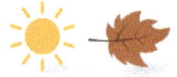

*Partez en vacances au soleil avec la salade **"Méditerranéenne"** qui allie à merveille le riz de Camargue, la tomate fraîche, le poivron frais et croquant. Le tout arrosé d'huile d'olive et d'herbes de Provences. Un véritable festival de textures et de saveurs !*

Ingrédients

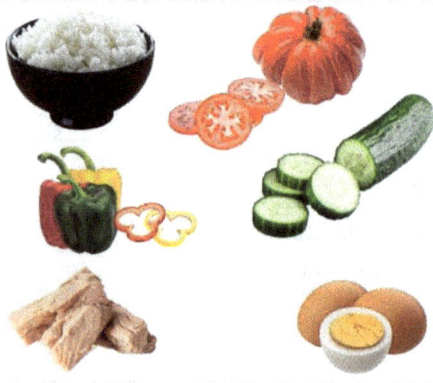

- Riz de Camargue
- Tomate ancienne
- Concombre frais
- Thon au naturel
- Poivron rouge
- Œuf dur

Préparation 20

1. Cuire le riz 12- 15 mn et le refroidir rapidement
2. Durcir un œuf 10-12 mn à l'eau bouillante
3. Couper en petits cubes tomate et concombre
4. Emincer un peu de poivron
5. Egoutter le thon au naturel
6. Eplucher un œuf froid et couper en petits dés

Vous pouvez avoir une proportion de légumes plus important que de féculent ou l'inverse. Faîtes selon votre goût et la composition du reste du repas. Mélanger tous les ingrédients ensemble tout simplement. Dresser un bol ou une belle assiette. Décorer le dessus avec 1 quartier de tomate et 2 ou 3 lamelles de poivrons et d'herbes de Provences.

Mon grain de sel

Faites votre moutarde maison. Utilisez des graines de moutarde blanche (noire pour la moutarde à l´ancienne).

- *100 gr de graines*
- *80 gr vinaigre de cidre*
- *1 gr de sel fin.*

Tremper les graines 1h dans son vinaigre et mixer. Passer au tamis.

Vous pouvez ajouter une touche de miel et d'épices selon votre préférence. laisser reposer 5 jours au réfrigérateur.

Mimosa

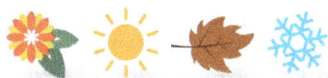

*La salade composée **"Mimosa"** est une délicieuse combinaison de riz long, thon au naturel, œuf dur et cornichons extra fins, le tout lié avec une mayonnaise maison à l'huile de colza. Avec son mélange de textures et de saveurs, cette salade est un véritable régal pour les papilles !*

Ingrédients

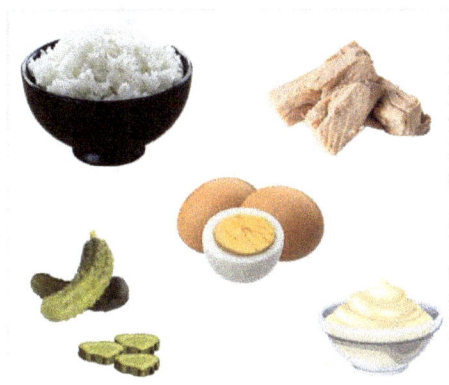

- Riz long blanc
- Thon au naturel
- Œuf Dur
- Cornichons extra fins
- Mayonnaise à l'huile de colza

Préparation   20

1. Cuire le riz blanc 12- 15 mn et refroidir
2. Durcir un œuf 10-12 mn à l'eau bouillante
3. Découper les cornichons en petites rondelles
4. Egoutter le thon au naturel
5. Eplucher et couper en petits morceaux un œuf
6. Préparer la mayonnaise

Mélanger tous les ingrédients ensemble tout simplement. Dresser un bol ou une belle assiette. Décorer le dessus avec un peu d'herbes aromatiques que vous aurez sous la main. Bon appétit!

Mon grain de sel

Une petite touche de mayonnaise à l'ancienne réalisée avec une bonne moutarde, un jaune d'œuf fermier et de l'huile de colza et assaisonné de sel fin et de poivre du moulin, voilà une mayo relevé, sans additif. Rapide à réaliser, il n'est pas nécessaire d'en fabriquer beaucoup. Une belle cuillère à café par personne suffira pour lier la salade.

Route du soleil

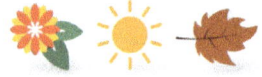

Cette salade "route du soleil" colorée est riche de nutriments grâce aux haricots rouges et aux maïs doux, du potassium, du phosphore, du fer et de la vitamine b9.. Le saumon apportera une source importante d'Omega 3, des acides gras polyinsaturés essentiels et bénéfiques pour notre santé.

Ingrédients

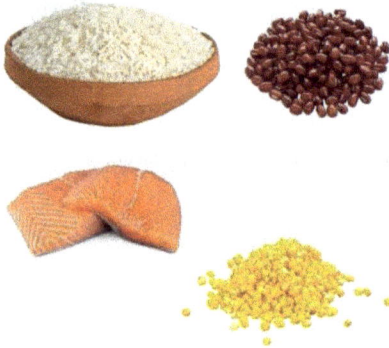

- Riz basmati
- Haricots rouges cuits
- Maïs Doux cuits
- Saumon frais grillé

Préparation 20

1. Cuire le riz basmati 10-12 mn
2. Griller le saumon au four
3. Refroidir le tout rapidement
4. Préparer les haricots rouges et le maïs doux cuits
5. Emietter quelques petits morceaux de saumon
6. Garder un morceau de saumon pour la déco.

Mélanger le tout dans un saladier et présenter à l'assiette en gardant sur le dessus un morceau de saumon grillé. Bien conserver le surplus pour des préparations ultérieures.
Imaginer n'importe quel dressage et utiliser une sauce crème ou vinaigre selon la préférence personnelle.

Mon grain de sel

Pour griller le saumon mettre dans un plat, au four, sans couvercle, pendant 30 à 40 mn entre 150 et 180°C.

Vérifier la cuisson et augmenter le temps si besoin. La cuisson à une température peu élevée permet de conserver des nutriments sensibles à la chaleur forte et à conserver également du moelleux.

Saveur Printanière

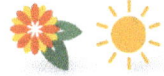

*Découvrez la salade **"Saveur printanière",** un mélange frais végétarien de riz long et de légumes croquants de fin de printemps. Le persil frais aux propriétés nutritionnelles exceptionnelles est rafraichissant, le concombre et les oignons rouges accentue cette fraîcheur.*

Ingrédients

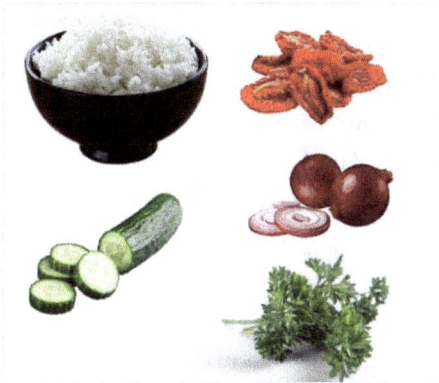

- Riz long blanc
- Concombre frais
- Tomate séchée
- Oignon rouge
- Persil frais

Préparation 20

1. Cuire le riz blanc 12- 15 mn et refroidir rapidement
2. Couper en cube un morceau de concombre
3. Couper quelques tomates séchées
4. Emincer un morceau d'oignon rouge
5. Emincer du persil frais

Préparer une petite quantité de chaque ingrédient par personne et ajuster chacune selon les goûts personnels. Mélanger le tout dans un saladier. Assaisonner avec une sauce au vinaigre de cidre par exemple. Dresser enfin dans un contenant original.

Mon grain de sel

Le persil est une herbe aromatique à consommer de préférence fraîche car elle est riche en vitamine thermosensible, telle la vitamine C. Une portion de 20 gr seulement apporte 30% de nos besoins quotidiens de cette vitamine. Aussi, elle est une très bonne source de fibre et de fibre, une excellente source de calcium, et encore plus intéressante en bêta carotène.

Traditionnelle

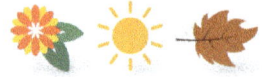

Dégustez la **tradition** avec cette salade de riz à base d'ingrédients simples et économiques tels que le riz long, le thon au naturel, les tomates anciennes, l'œuf dur de ferme et le maïs doux. Assaisonnée de sel et poivre noir, cette salade est un véritable régal pour les amateurs de plats simples et délicieux au cours d'un barbecue ou d'un pic nic.

Ingrédients

- Riz long
- Thon au naturel
- Tomate ancienne
- Œuf dur
- Maïs doux cuit

Préparation 20

1. Cuire le riz blanc 12- 15 mn et le refroidir rapidement
2. Cuire un œuf 10-12 mn (= dur)
3. Découper une tomate ancienne en petits morceaux
4. Egoutter le maïs doux et le thon au naturel
7. Couper la tomate en petits dés
8. Eplucher et couper en petits morceaux un œuf

Mélanger tous les ingrédients ensemble tout simplement. Dresser un bol ou une belle assiette. Décorer le dessus avec un beau morceau de thon, un peu d'herbes aromatiques que vous aurez sous la main. Bonne dégustation !

Mon grain de sel

Le maïs serait originaire du Mexique voilà 9000 ans. Il en existe de nombreuses variétés dont nous consommons les grains, la farine, la fécule. Le maïs est sans gluten. En grain, il est assez riche en glucides (principalement de l'amidon) mais aussi riche en fibres, en phosphore et vitamine B9. Il n'a pas à être écarté de notre alimentation.

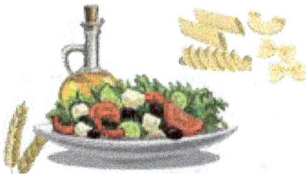

Salades à base de blé (Pâte et semoule)

*"Ce chapitre consacré aux salades à **base de pâtes ou semoule de blé** regroupe une sélection de recettes délicieuses pour les repas de belles saisons. Chaque recette utilise des ingrédients courants et simples pour créer des plats colorés et nourrissants. Vous trouverez des options végétariennes et vous pouvez ajuster là aussi les quantités de chaque élément comme il vous plaira. Il y en a pour tous les goûts. Des suggestions concises accompagnent chaque recette pour un résultat réussi. "*

Couscous poulet grillé

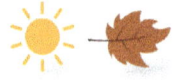

Cette salade composée de **"couscous poulet grillé"** est un régal pour les amateurs de saveurs exotiques. La semoule de blé est agrémentée de poivrons rouges et verts, d'oignons rouges et de pois chiches, le tout assaisonné d'une vinaigrette au jus de citron et à l'huile d'olive. La coriandre fraîche apporte une touche aromatique qui viendra relever le tout. Bon appétit !

Ingrédients

- Semoule de blé
- Blanc de poulet grillé
- Poivron vert
- Oignon rouge
- Pois chiches cuits
- Curry

Préparation 15

1. Cuire la semoule selon la page 85
2. Griller le poulet et refroidir
3. Refroidir rapidement les ingrédients
4. Egoutter les pois chiches
5. Emincer les poivron et oignon rouge
6. Couper le poulet en petits dés

Mélanger dans un saladier l'ensemble des ingrédients froids puis ajouter 1 à 2 pincées de curry selon les préférences de chacun. Dresser ensuite un contenant original. Le plaisir de manger passe aussi par le plaisir des yeux et la diversité de la vaisselle.

Assaisonner avec la sauce de son choix.

Mon grain de sel

La cuisson de la semoule nécessite peu d'eau.

Aussi, il est possible de préparer la semoule simplement en l'arrosant de citron (jus) 1h avant. La semoule gonflera. Le goût en effet différent. A vous de voir ce que vous appréciez le plus.

Le curry est un mélange d'épices utilisé dans la cuisine indienne, asiatique et moyen orient. Il peut contenir du curcuma, cumin, coriandre, gingembre, poivre, clou de girofle.

Crozets de Savoie

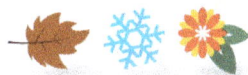

Découvrez la salade **"Crozets de Savoie"**, une délicieuse combinaison de crozet, variété de pâte au blé dur ou à la farine de Sarasin, de tomates séchées, de cornichons et de Tomme de Savoie.

Ingrédients

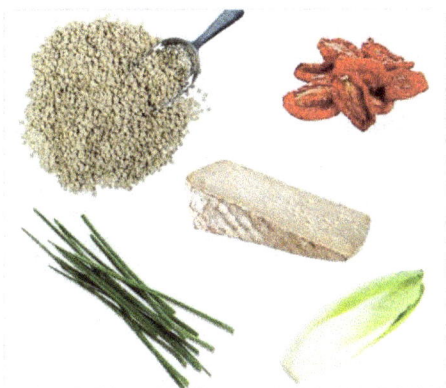

- Crozets de Savoie
- Tomates séchées
- Endive du Nord crue
- Tomme de Savoie fermière au lait cru
- Ciboulette

Préparation 15

1. Cuire les crozets selon les indications du fabricant
2. Refroidir rapidement
3. Couper en 2 ou 3 les tomates séchées
4. Couper quelques feuilles d'endives
5. Découper des dés de fromage
6. Emincer un peu d'échalote

Dresser une assiette sur un lit d'endive crue du Nord émincée et disposer ensuite les crozets, les tomates séchées, un peu de fromage et décorer avec de la ciboulette ou une autre herbe aromatique. La ciboulette est encore présente en saison froide dans nos potagers.

Mon grain de sel

Une belle poignée de crozets crus peut suffire mais cela dépend avant tout des préférences de chacun et de la composition du reste du repas. Je préfère cette salade avec un peu plus de crozets, sur un lit d'endives et seulement quelques morceaux de tomates séchées et peu de fromage.

Fusilli à l'italienne (Salade)

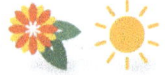

La salade **"Fusilli à l'italienne"** est un mariage parfait de pâtes Fusilli cuites al dente, de jambon sec tranché en chiffonnade, de tomates juteuses, de roquette légèrement poivrée et d'oignons rouges émincés finement, le tout garni de copeaux de parmesan pour une saveur et une texture supplémentaire. Cette salade est un véritable délice pour les amateurs de cuisine italienne !

Ingrédients

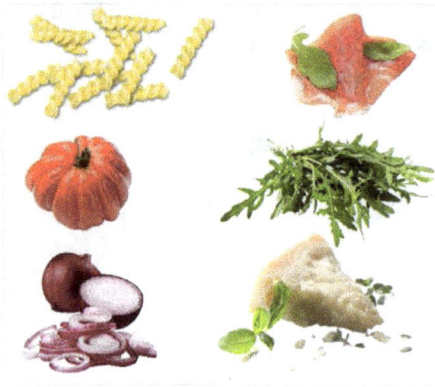

- Pâtes Fusilli
- Chiffonnade de jambon sec
- Tomate ancienne
- Roquette et mâche
- Oignon rouge
- Copeaux de Parmesan

Préparation 20

1. Cuire les pâtes 10-12 mn à l'eau bouillante
2. Refroidir à l'eau bien froide rapidement
3. Préparer un lit de salade
4. Emincer des morceaux de tomates et oignons
5. Râper un peu de parmesan avec un économe

Dresser une assiette avec quelques feuilles de roquette. Placer les pâtes al dente au milieu puis les tomates et les oignons émincés.

Enfin, on disposera dessus un peu de chiffonnade de jambon sec et quelques copeaux de parmesan !

Mon grain de sel

Le mélange de salade mâche et roquette détonne. Ses parfums légèrement poivrées sont fabuleux. La tomate charnue de nos jardins ont également des saveurs incomparables. Si vous n'avez pas de jardins, orientez-vous vers les AMAP, maraîchers et fins de marché pour les meilleurs légumes.

Norvégienne aux farfalles complètes

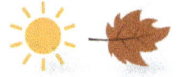

La salade **"Norvégienne aux farfalles complètes"** est une composition simple et rapide. Elle associe des pâtes al dente complète, des petits morceaux de féta acidulé, de saumon fumé sur un lit de salade roquette croquante, et un œuf dur coupé en quartiers. Assaisonnée simplement avec un léger filet d'huile d'olive, de sel et du poivre noir, cette salade est parfaite pour un déjeuner léger ou un dîner rapide.

Ingrédients

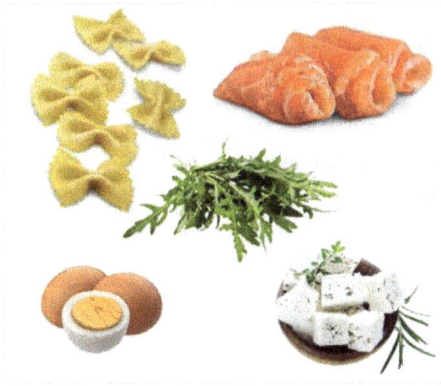

- Pâtes Farfalle complètes
- Saumon fumé
- Salade roquette
- Œuf dur
- Dés de féta à l'huile

Préparation 20

1. Cuire les pâtes 10-12 mn à l'eau bouillante
2. Refroidir à l'eau bien froide rapidement
3. Préparer quelques lamelles de saumon fumé
4. Préparer quelques cubes de féta
5. Eplucher et couper en quartier un œuf dur

Dresser une assiette avec quelques feuilles de roquette sur le fond. Placer les pâtes al dente au milieu puis quelques dés de féta, d'œuf dur et finir avec quelques lamelles de saumon fumé sur le dessus.

Mon grain de sel

L'ajout d'un filet de citron en plus de l'huile d'olive renforcera très légèrement l'acidité et augmentera la note fraîcheur de cette salade. La cuisson des pâtes sera à adapter en fonction des instructions du fabricant.

Orzo végétarien

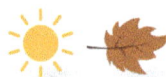

Cette salade **d'Orzo végétarien** (petites pâtes en forme de grains de riz appelés également « Avoines » ou « Langue d'oiseau » commune à tout le bassin méditerranéen) est garnie de tomates cerises, de concombres, de poivrons, d'oignons rouges, d'olives noires, de dés de feta. Les saveurs fraîches et acidulées de cette salade rappellent les vacances du sud de la France.

Ingrédients

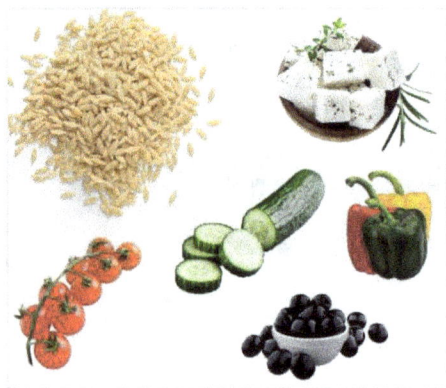

- Orzo ou Avoines
- Tomates cerises
- Concombre frais
- Poivron rouge
- Olives dénoyautées
- Quelques dés de feta

Préparation 20

1. Cuire les pâtes 8-10 mn à l'eau bouillante
2. Refroidir à l'eau bien froide rapidement
3. Emincer tous les légumes
4. Préparer quelques olives
5. Préparer quelques dés de féta

Mélanger dans un saladier les pâtes « Orzo » ou « Avoine » avec le reste des légumes et la féta préparés. Dresser les assiettes ou autre contenant et décorer avec quelques lamelles de saumon fumé !
Assaisonner avec une sauce au vinaigre et une huile d'olive ou de colza.

Mon grain de sel

Ces petites pâtes sont délicieuses et cuisent très rapidement. Il faut être vigilent et bien surveiller. Les refroidir très vite à l'eau froide permet d'éviter l'effet collant et agglomérant.
L'huile d'olive est ma préférée sur cette salade. Cependant une huile plus neutre telle que Colza permet de varier et profiter d'autres nutriments essentiels.

Petits pois et raisins secs

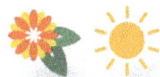

La salade **"Petits pois et raisins secs"** est une délicieuse combinaison de semoule, de tomates fraîches, de petits pois frais et de raisins secs. Avec son mélange de saveurs sucrées et salées et de textures variées, cette salade est un régal pour les papilles et une option idéale pour un déjeuner végétarien léger et complet !

Ingrédients

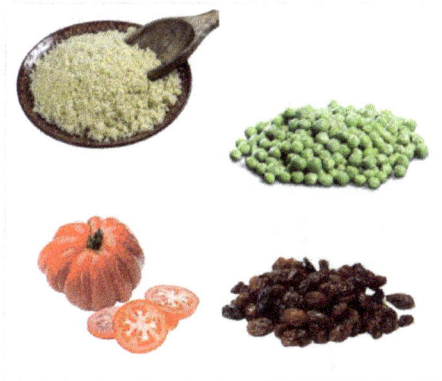

- Semoule de blé ou Boulgour
- Tomate ancienne
- Petits pois cuits
- Raisin sec

Préparation 10

1. Cuire la semoule selon la page 85 et refroidir
2. Hydrater les raisins secs avec un peu d'eau
3. Egoutter les petits pois cuits
4. Couper quelques morceaux de tomates

Recette extrêmement simple et rapide à réaliser avec seulement 4 ingrédients. Mélanger dans un saladier l'ensemble des ingrédients froids puis dresser un bol ou une autre vaisselle agréable et originale. Assaisonner selon les préférences personnelles.

Mon grain de sel

Les petits pois cuits appertisés permettent de gagner réellement du temps. Toutefois, l'utilisation de petits pois surgelés est préférable sur le plan gustatif et nutritionnel. La cuisson des petits pois est assez rapide (eau bouillante 10 à 15 mn).

Pois chiche Gourmands

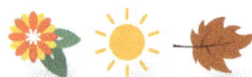

La salade de **pois chiches gourmands** offre une explosion de saveurs méditerranéennes. La semoule de blé se marie parfaitement avec les pois chiches croquants, le concombre frais et la tomate ancienne charnue, le tout assaisonnée d'une vinaigrette acidulée de citron et d'épices. Un plat complet et sain qui saura vous séduire.

Ingrédients

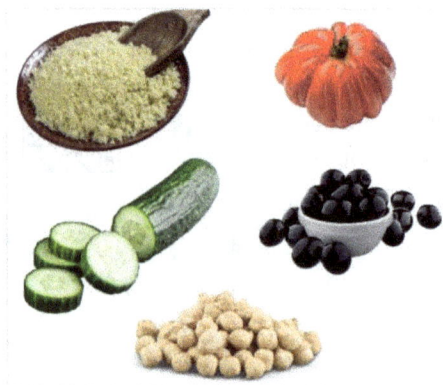

- Semoule de blé
- Pois chiches
- Concombre
- Tomates anciennes
- Olive noire

Préparation 15

1. Cuire la semoule selon la page 85 et refroidir
2. Emincer la tomate et un morceau de concombre
3. Préparer quelques olives
4. Egoutter les pois chiches

Mélanger dans un saladier l'ensemble des ingrédients froids puis dresser un bol. Le croquant du concombre apporte beaucoup de fraîcheur. Cette salade est idéale quand il fait chaud. Un jus de citron relèvera le plat avec quelques épices.

Mon grain de sel

Le pois chiche contient de l'acide phytique qui altère l'absorption du fer et du calcium et réduit la digestibilité des protéines. Il convient de bien égoutter les pois chiche pour limiter la consommation de son jus et de varier son alimentation. Cela est valable pour d'autres légumes secs et certaines céréales.

Suprême de poulet aux légumes

Découvrez la salade **« Suprême de poulet aux légumes »,** une création simple alliant la texture délicate de la semoule à la fraîcheur des légumes de saison. Les dés de poulet apportent une touche protéinée à ce plat complet et coloré qui saura émerveiller vos papilles.

Ingrédients

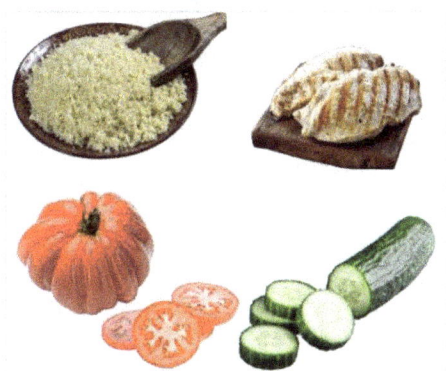

- Semoule de blé
- Tomate ancienne
- Concombre frais
- Morceaux de poulet grillé

Préparation 15

1. Cuire la semoule selon la page 85
2. Griller le poulet
3. Refroidir rapidement les ingrédients
4. Emincer les tomate et concombre

Mélanger dans un saladier l'ensemble des ingrédients froids puis dresser une vaisselle attrayante et qui change de celle du quotidien. Prévoir une sauce vinaigrette ou sauce crème. Les quantités doivent toujours être adaptées. Ici, un tiers de semoule pour deux tiers de légumes convient parfaitement. Les morceaux de poulet seront simplement un petit complément.

Mon grain de sel

Dans le poulet, le suprême désigne le blanc ainsi que le manchon de l'aile. Cette partie est généralement plus moelleuse contrairement au blanc assez sec. Choisissez la partie de poulet que vous préférez griller. Vous pouvez aussi mariner à l'huile d'olive et épices 24h avant de les griller pour apporter des saveurs et du moelleux.

Taboulé

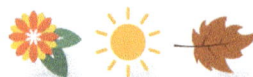

Cette salade, "Taboulé", est un plat classique oriental avec une base de semoule de blé, des légumes frais et des herbes aromatiques fraîches et finement hachées. Les saveurs sont vives et rafraîchissantes grâce à la combinaison de citron, d'huile d'olive et de ces herbes fraîches. Le tout est assaisonné avec du sel et du poivre noir pour un goût subtil mais délicieux.

Ingrédients

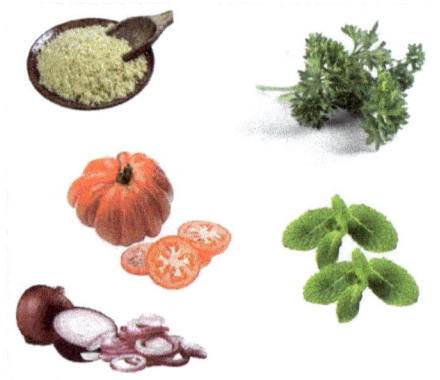

- Semoule de blé moyenne
- Persil frais haché
- Menthe fraîche hachée
- Tomate ancienne
- Oignon rouge ou jaune

Préparation 15

1. Cuire la semoule selon la page 85 et refroidir
2. Emincer très fin un petit bouquet de persil frais
3. Emincer quelques feuilles de menthe
4. Emincer très fin un peu d'oignon rouge
5. Couper des petits cubes de tomates

La proportion de persil, oignon et tomate est plus importante que celle de la semoule.

Mélanger dans un saladier l'ensemble des ingrédients froids puis assaisonner de citron, huile d'olive, sel et poivre selon vos goûts.

Mon grain de sel

Il est possible aussi d'utiliser de la semoule crue et de la tremper 1h dans un jus de citron.

Si vous préférez la cuire alors prévoyez la veille pour qu'elle ait le temps de bien refroidir.

Une fois le taboulé prêt, laissez-le au moins 2h au réfrigérateur à + 4°C pour qu'il soit très frais.

Torsade aux 3 couleurs

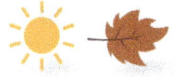

*La salade **"Torsade aux 3 couleurs"** est un véritable arc-en-ciel de saveurs, associant des torsades colorés aux tomates anciennes sèches, aux poivrons croquants et avec son thon au naturel, le tout enveloppé dans une délicieuse mayonnaise crémeuse. Une salade rafraîchissante, estivale et délicieuse, qui fera le bonheur de vos papilles !*

Ingrédients

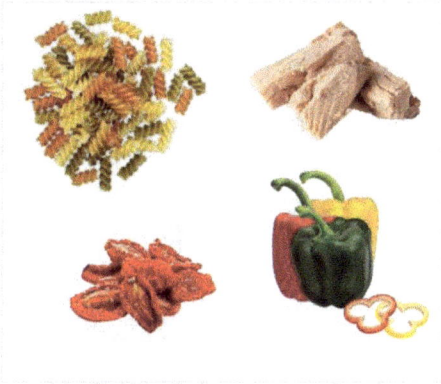

- Pâtes Torsade 3 couleurs
- Tomates séchées
- Poivrons rouges
- Thon au naturel

Préparation 20

1. Cuire les pâtes 10-12 mn à l'eau bouillante
2. Refroidir à l'eau bien froide rapidement
3. Egoutter le thon au naturel
4. Egoutter et découper en 2 ou 3 les tomates séchées
5. Emincer quelques morceaux de poivrons

Mélanger dans un saladier les pâtes torsades 3 couleurs au thon. Ajouter les tomates séchées et les poivrons émincés et ajouter une sauce crème mayonnaise. Dresser les assiettes ou autre contenant et décorer avec quelques lamelles de poivrons !

Mon grain de sel

Le thon est riche en protéine et source d'Omega 3. En conserve au naturel, il contiendra un peu de sel. Cela dit, ce mode de conservation en fait un aliment économique qui se conserve assez longtemps. Il permettra de créer une salade rapidement de dernière minute.

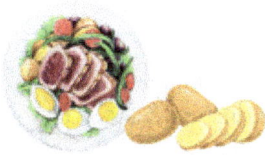

Salades à base de pomme de terre

"Ce chapitre-ci consacré aux salades composées **à base de pomme de terre** est peut-etre mon préféré. Quoi que! Il offre une variété d'assiettes délicieuses et saines pour les repas d'été. La pomme de terre est un tubercule fascinant se préparant de différentes manières. Riches en minéraux et non transformés il est le plus naturel. Les recettes incluent des options végétariennes également et d'autres avec des viandes ou poissons. Chaque recette est facile à suivre, simple et accompagnée d'une liste détaillée d'ingrédients peu coûteux.
Pensez à bien choisir votre variété de pomme de terre !"

Artichaut aux crevettes

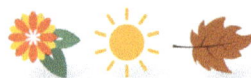

La salade **"Artichaut aux crevettes"** associe les saveurs de la terre et de la mer, avec des pommes de terre fermes, des cœurs d'artichauts marinés, des tomates cerises acidulées, des échalotes émincés, et des crevettes roses décortiquées. Le tout est relevé par une vinaigrette maison à base de moutarde à l'ancienne, de vinaigre de cidre et d'huile d'olive, pour une salade fraîche et savoureuse.

Ingrédients

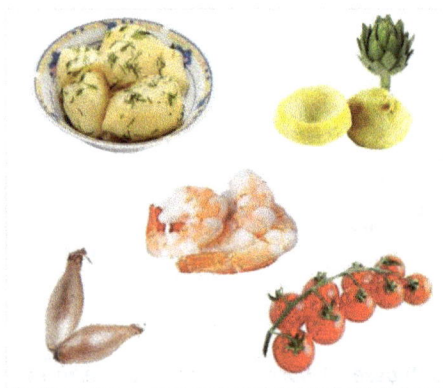

- Pommes de terre vapeur
- Cœurs d'artichauts marinés
- Tomates cerises
- Echalote
- Crevettes roses décortiquées

Préparation

20

1. Cuire les pommes de terre la veille
2. Eplucher et découper 2 à 3 petites pomme de terre
3. Egoutter les cœurs d'artichauts marinés
4. Découper les tomates cerises
5. Emincer une échalote
6. Décortiquer quelques crevettes rose.

Dresser un plat de cubes de pommes de terre. Puis, disposer dessus les autres légumes, les crevettes et enfin l'échalote. Varier l'assaisonnement avec une sauce crème légère ou une sauce au vinaigre de cidre.

Mon grain de sel

L'artichaut est un légume très riche en fibre. Il contient aussi une quantité intéressante de magnésium. Il a la particularité d'être un bon régulateur de transit.

Il est aussi une bonne source de vitamine B9.

On peut en consommer la base des feuilles, le cœur ou ce que l'on appelle le fond d'artichaut. Il se cueille de juin à début octobre.

Charlotte aux lardons et chèvre

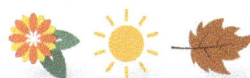

*La salade **Charlotte aux lardons et chèvre** est un classique de la cuisine française avec sa base de salade verte mélangée et sa garniture rustique. On y retrouve des pommes de terre cuites, des lardons grillés, des œufs durs, des tomates fraîches et du fromage de chèvre (ou de brebis). Le tout est accompagné d'une vinaigrette maison à la moutarde. Une salade savoureuse et pleine de légèreté pour un repas complet.*

Ingrédients

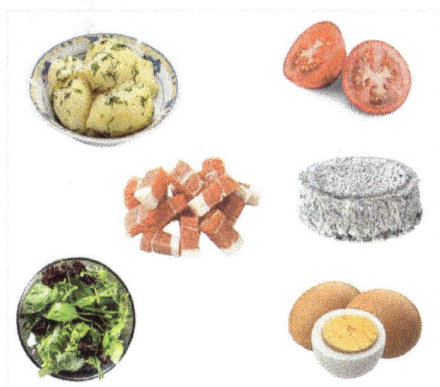

- Pommes de terre Charlotte
- Salade verte mélangée
- Tomate coupée
- Lardons grillés
- Œufs durs
- Fromage de chèvre

Préparation 25

1. Cuire les pommes de terre la veille
2. Cuire les lardons et refroidir rapidement
3. Durcir les œufs et refroidir rapidement
4. Préparer la salade (laver, éplucher)
5. Couper la tomate en petits quartiers
6. Préparer 2 morceaux de chèvre par personne

Dresser une assiette de salade verte mélangée et disposer le reste des ingrédients par-dessus. Ajouter l'œuf coupé en deux, le fromage et la sauce de son choix.

Mon grain de sel

La cuisson des pommes de terre la veille permet qu'elles restent fermes.

Si vos pommes de terre noircissent après la cuisson, il conviendra d'éviter de créer un choc thermique en les plaçant trop vite au froid ou en ajoutant un peu de citron. Il s'agit de l'acide chlorogénique en plus ou moins forte concentration dans la pomme de terre qui peut augmenter après la cuisson. Cela n'altère que le visuel de ce tubercule.

Chicons d'automne

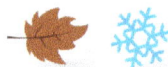

Cette salade **"chicons d'automne"** *annonce la saison fraîche. Ce mélange savoureux de pommes de terre cuites, de jambon ou de rôti de porc cuit, agrémentée de noix sèches est délicieux. Le tout assaisonné d'une sauce à la moutarde au vinaigre de cidre. Parfaitement équilibrée, cette salade est un incontournable de l'automne et de l'hiver .*

Ingrédients

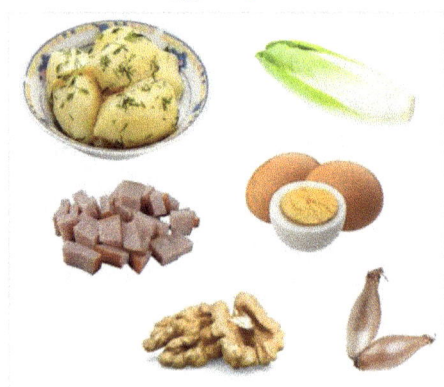

- Pommes de terre cuites
- Endives crues du Nord
- Noix séchée
- Œuf
- Jambon blanc ou rôti de porc cuit
- Echalote

Préparation 25

1. Cuire les pommes de terre la veille
2. Durcir l'œuf et refroidir rapidement
3. Préparer l'endive et la découper
4. Découper en cube des morceaux de viande
5. Eplucher et couper en quartier 1 œuf dur
6. Préparer quelques noix séchées
7. Eplucher et émincer une échalote

Dresser une assiette avec un lit d'endives. Puis ajouter par-dessus les quelques morceaux de pomme de terre, de viande, d'œufs dur. Enfin, disperser quelques noix sèches et de l'échalote. Assaisonner avec une sauce de vinaigre d'alcool coloré et d'herbes aromatiques.

Mon grain de sel

La noix est particulièrement riche en oméga 3 et aussi en fibres, magnésium et phosphore. C'est un allié santé! De plus, elle se conserve toute l'année. Si vous avez la possibilité d'en glaner à l'automne ou d'en acheter à des particuliers, vous pouvez les laisser en coques et les éplucher au fur et à mesure. Elle est très économique !

Hareng à l'huile

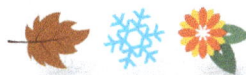

*Découvrez cette délicieuse salade composée **"Hareng à l'huile"** de pommes de terre, une recette traditionnelle composée qui peut s'illustrer avec des variantes en remplaçant les hareng par soit des lardons soit des morceaux de jambon blanc ou de rôti de porc. Même si cette salade est plutôt consommée en saison froide, elle peut l'être toute l'année.*

Ingrédients

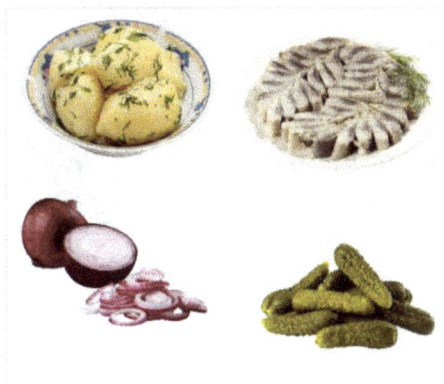

- Pommes de terre vapeur
- Filets de harengs marinés
- Oignon rouge
- Cornichons extra fins

Préparation 20

1. Cuire les pommes de terre la veille
2. Préparer les morceaux de harengs
3. Couper en rondelles quelques cornichons
4. Emincer l'oignon rouge

Réaliser la composition et la dresser selon son envie. Ajouter l'assaisonnement de son choix. Les quantités devront être également adaptées selon la composition du reste du repas et l'appétit des convives.

Mon grain de sel

Il existe des variantes de cette composition en remplaçant les harengs à l'huile:
Alsacienne: *Lardons grillés*
Charcutière : *Jambon blanc ou rôti de porc.*

Île de Noirmoutier

La salade **"Île de Noirmoutier"** associe les célèbres pommes de terre de l'île à une mâche croquante, des tomates cerises, des oignons rouges et des olives. Le tout est relevé par du thon au naturel et une vinaigrette à base de moutarde à l'ancienne et de vinaigre balsamique. Un mélange savoureux pour une salade complète et équilibrée.

Ingrédients

- Pommes de terre de l'île de Noirmoutier
- Roquette ou mâche
- Tomates cerises
- Oignon rouge
- Olives noires ou vertes
- Thon au naturel

Préparation   20

1. Cuire les pommes de terre la veille
2. Préparer la salade
3. Couper les tomates cerises en 2
4. Emincer l'oignons rouge
5. Couper en 2 ou 3 les olives
6. Egoutter le thon

Mon grain de sel

J'ajouterai quelques graines comme des pignons de pins et pourquoi pas quelques croûtons à l'ail. Cela rajoutera une texture croquante supplémentaire à cette composition..

Dresser le fond d'une assiette de salade roquette et mâche puis disposer chacun des ingrédients sur le dessus. Enfin, ajouter la vinaigrette à base de moutarde, d'huile et de vinaigre balsamique.

Légumes d'été

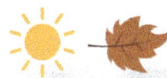

La salade composée **"légumes d'été"** est une délicieuse combinaison de pommes de terre ferme, tomates séchées, poivrons frais, olives, thon et œufs durs, le tout enveloppé dans une sauce à base de vinaigre de vin rouge et d'huile d'olive. Cette salade est parfaite pour un déjeuner d'été, ou comme plat d'accompagnement pour un barbecue ou un dîner en plein air.

Ingrédients

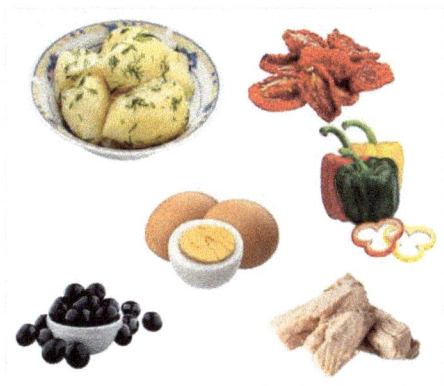

- Pommes de terre
- Œuf dur
- Thon au naturel
- Tomates séchées
- Poivron vert
- Olives noires ou vertes

Préparation 25

1. Cuire les pommes de terre la veille
2. Durcir l'œuf 10 – 12 mn et refroidir rapidement
3. Egoutter le thon au naturel
4. Eplucher et découper une pomme de terre
5. Préparer quelques tomates séchées
6. Découper quelques lanières de poivron vert
7. Préparer quelques olives

Préparer et mélanger l'ensemble des ingrédients dans un saladier. prévoir une sauce à base de vinaigre d'alcool colore ou de citron. Dresser dans une vaisselle originale et attrayante. Le plat étant complet en féculents, légumes, protéines, il peut se suffire à lui-même. Dans ce cas, les portions seront à adapter en fonction de chacun.

Mon grain de sel

Le poivron est le légume phare de la vitamine C. Une simple portion de 100 gr couvre à 110% nos besoins journaliers. Alors n'hésitez plus à en ajouter, crus, dans vos salades et crudités.

Parisienne

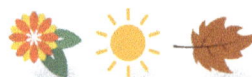

La salade **Parisienne** est une composition simple et classique avec de la laitue croquante, des dés de jambon fumé, des morceaux d'Emmental, des tomates cerises, d'œufs durs et des cornichons croquants. Le tout est agrémenté d'une vinaigrette à la moutarde et à l'huile d'olive pour un plat frais et délicieux.

Ingrédients

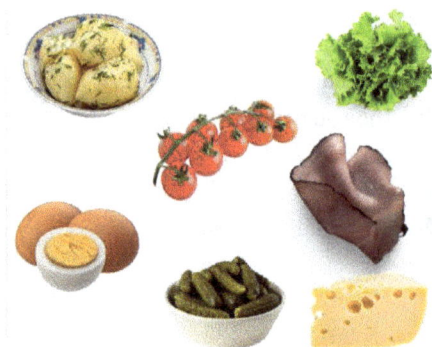

- Pomme de terre cuite
- Laitue
- Jambon fumé
- Emmental
- Tomates cerises
- Œuf dur
- Cornichons extra fins

Préparation 30

1. Cuire les pommes de terre la veille
2. Durcir l'œuf 10 – 12 mn et refroidir rapidement
3. Préparer la laitue
4. Découper du jambon blanc
5. Découper des cubes d'emmental
6. Couper en deux les tomates cerises
7. Eplucher et couper en quartier l'œuf
8. Trancher en rondelles quelques cornichons

Dresser sur une assiette l'ensemble des ingrédients selon l'inspiration et assaisonner avec la sauce de son choix. Une sauce crème se marie assez bien avec ce type de salade.

Mon grain de sel

L'œuf est l'aliment le plus complet et sain. C'est l'endroit où se développerait le poussin si l'œuf était fécondé. Il se doit de tout contenir pour créer la vie! Les études scientifiques prouvent aujourd'hui que nous pouvons consommer jusqu'à 12 œufs par semaine sans souci. Cependant, il faudra bien les choisir.

Piémontaise Française

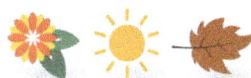

*La salade **Piémontaise française** est un savoureux mélange de pommes de terre à chair ferme, de dés de jambon ou de rôti de porc cuit, tomates anciennes, cornichons extra fins et œufs durs. Le tout est sublimé par une sauce crème à base de moutarde et crème fraîche. Parfait pour un buffet ou un pic-nic en plein été. C'est la salade française la plus appréciée !*

Ingrédients

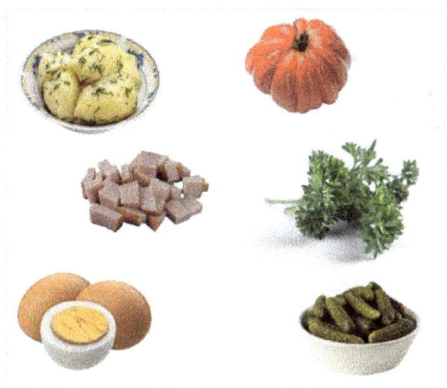

- Pommes de terre
- Œuf dur
- Tomates anciennes
- Cornichons extra fins
- Dés de jambon / rôti de porc suit
- Persil frais

Préparation 25

1. Cuire les pommes de terre la veille
2. Durcir l'œuf pendant 10- 12 mn et refroidir
3. Préparer quelques dés de jambon ou rôti de porc
4. Découper une tomate ancienne
5. Trancher quelques rondelles de cornichons
6. Couper un œuf en petits morceaux
7. Emincer le persil frais

Mélanger dans un saladier tous les ingrédients et la sauce mayonnaise maison. La sauce traditionnelle de la piémontaise est un mélange de moutarde forte, crème et mayonnaise et assaisonnée de sel et poivre.

Mon grain de sel

Chaque ingrédient peut être présent à proportion égale, même les cornichons. D'ailleurs ces derniers apportent une note d'acidité et du croquant à la salade. Le rôti de porc est une alternative plutôt similaire au jambon mais avec des saveurs un peu différentes malgré tout.

Quiberonnaise

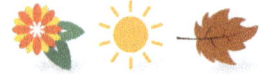

*La salade **"Quiberonnaise"** est un mélange de saveurs de la mer et de la terre, avec des pommes de terre à chair ferme, des haricots verts extra fins, des œufs durs et des sardines à l'huile d'olive. Le tout est relevé par une vinaigrette maison à base de moutarde, de vinaigre et d'huile d'olive, assaisonnée de sel et de poivre noir.*

Ingrédients

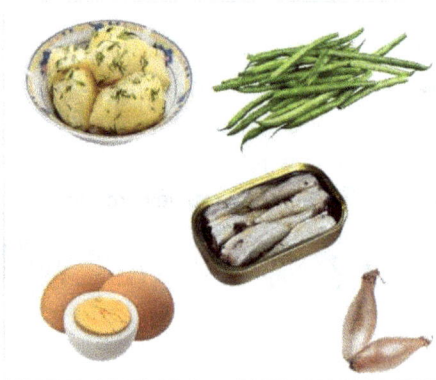

- Pommes de terre
- Œuf dur
- Haricots verts extra-fins
- Sardines à l'huile d'olive
- Echalote

Préparation 25

1. Cuire les pommes de terre la veille
2. Durcir l'œuf pendant 10- 12 mn et refroidir
3. Cuire les haricots verts et refroidir
4. Découper les haricots verts en tronçons
5. Egoutter les sardines à l'huile
6. Couper l'œuf en quartier
7. Emincer l'échalote

Mélanger les pommes de terre, haricots verts et échalotes dans un saladier. Dresser une assiette ou une autre vaisselle adaptée. Poser 1 à 2 sardines sur la préparation. Ajouter la sauce de son choix et parsemer des herbes aromatiques. Une rondelle de citron pour la décoration !

Mon grain de sel

Les sardines de Bretagne! Le petit poisson gras le plus intéressant surement. Très riche en vitamine D, Oméga 3, phosphore, potassium et vitamine B12. Un vrai réservoir nutritionnel ! 1 à 2 sardines au repas et régulièrement est un excellent geste diététique!

Strasbourgeoise

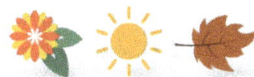

*La salade **"Strasbourgeoise"** est une composition généreuse de pommes de terre, de mélange de salade, tomates anciennes, échalotes et de véritables saucisses de Strasbourg. Elle est assaisonnée d'une vinaigrette à base de moutarde, de vinaigre et d'huile d'olive. C'est une salade complète et délicieuse, parfaite pour un repas rapide et savoureux.*

Ingrédients

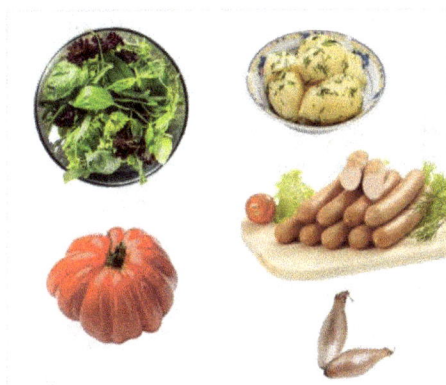

- Mélange de salade
- Saucisse de Strasbourg
- Tomate ancienne
- Pommes de terre à chair ferme
- Echalote

Préparation   20

1. Cuire les pommes de terre la veille
2. Laver et éplucher la salade
3. Trancher les saucisses en petites rondelles
4. Couper la tomate ancienne en quartiers
5. Emincer l'échalote

Mélanger tous les ingrédients dans un saladier sauf la salade.

Dresser une assiette avec un lit de salade, garnir ensuite avec la préparation. Décorer de quelques rondelles de saucisses. Parsemer un peu d'échalote. Ajuster la quantité, les proportions selon l'appétit ou si ce plat fait office d'entrée ou de plat.

Mon grain de sel

La véritable saucisse de Strasbourg n'a rien de comparable avec sa copie industrielle sous vide. Elle est fabriquée d'un véritable boyau naturel et sa pâte fine est composée de 70% de viande (bœuf et porc). Sa longueur peut varier de 2 à 30 cm pour un diamètre de 20 à 28 mm . Et elle est fumée au bois.

Sud-Ouest

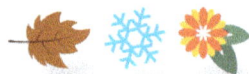

Les abats sont à l'honneur dans cette composition! La salade aux gésiers **"Du sud-ouest"** est typique du **sud-ouest** de la France où le canard est élevé. Elle conviendra parfaitement pour un plat unique, un véritable diner gastronomique. La sauce au vinaigre balsamique est un mariage parfait.

Ingrédients

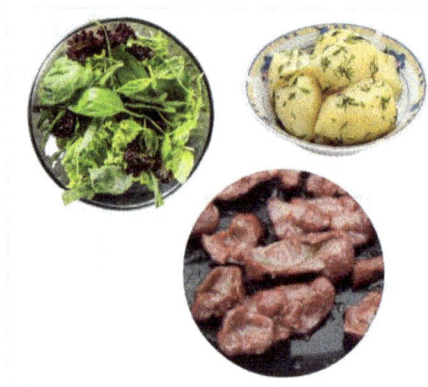

🎁 Pommes de terre sauté
🎁 Salade de mâche et roquette
🎁 Gésiers de canard ou de volailles confits

Préparation 20

1. Cuire les pommes de terre la veille et refroidir
2. 20 minutes avant de manger, éplucher les PDT
3. Faire sauter à la poêle les PDT à l'huile d'olive
4. Préparer la salade
5. Cuire les gésiers à la poêle quelques minutes.

Dresser sur une assiette un lit de mélange de salade de mâche et de roquette. Puis ajouter les pommes de terre sautées et les gésiers chauds. Cette salade se consomme tiède. Il est possible d'ajouter des oignons rouges ou échalotes et d'assaisonner avec une sauce au vinaigre ou crème.

Mon grain de sel

Les gésiers font partie de la famille des abats. Ils sont peu couteux et pourtant ils apportent une quantité d'éléments nutritifs.

Très riche en protéine et pauvre en lipide, ils sont sources très intéressantes de fer, d'iode et vitamine B12.

Si vous optez pour du foie de canard, celui-ci sera très riche en vitamine B9.

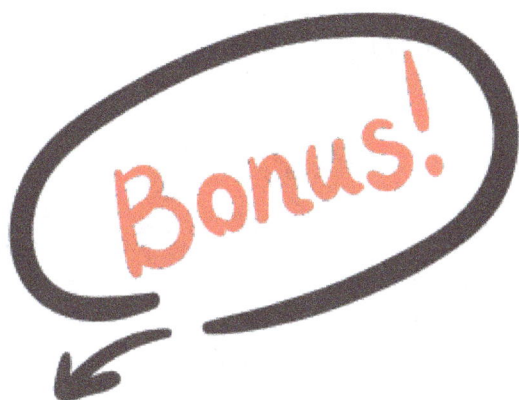

Bonus!

Et bien d'autres encore ...

"*Diverses et variées, vous* trouverez ici une offre de composition délicieuse et colorée pour les repas du printemps jusqu'à l'automne. Là aussi, certaines salades seront des options végétariennes et d'autres avec une tendance fléxitarienne avec des viandes ou du poisson que vous ajusterez dans les proportions de chaque élément. Chaque composition est facile à suivre avec des ingrédients économiques et faciles à trouver ne provenant pas de pays lointain si ce n'est les épices qui voyagent depuis la nuit des temps."

A la grecque

La salade **« A la grecque »** est une explosion de saveurs méditerranéennes. Combinant des concombres et des tomates frais, des poivrons croquants, des oignons rouges légèrement sucrés, des olives noires savoureuses, de la feta émiettée aux saveurs acides, le tout arrosé d'huile d'olive, de jus de citron, d'origan séché, de sel et de poivre.

Ingrédients

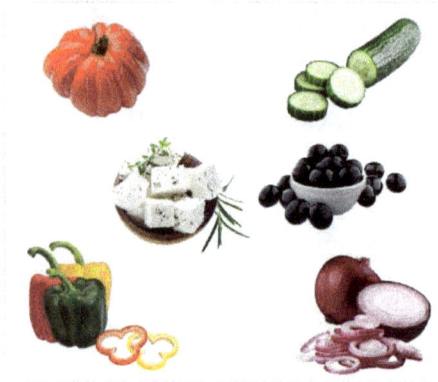

- Concombre frais
- Tomate ancienne
- Oignon rouge
- Poivron vert, jaune ou rouge
- Olives noires ou vertes dénoyautées
- Féta

Préparation 10

1. Eplucher et trancher le concombre en rondelles
2. Trancher la tomate en petits cubes
3. Vider le poivron et trancher des lanières
4. Emincer l'oignon rouge
5. Préparer quelques olives
6. Préparer quelques cubes de féta

Mon grain de sel

C'est un mélange de fraicheur, assez hydratant et plein de croquant. L'assaisonnement d'huile d'olive et de citron mettra en valeur cette composition.

Préparer votre salade avec les proportions de votre choix et les quantités selon s'il s'agit d'un accompagnement ou d'un plat principal. Assez léger, un féculent sera nécessaire au cours du repas. On peut choisir un pain au levain comme une pain de campagne, aux céréales ou à la farine de seigle. Une belle tranche grillée et encore chaude sera un bon accompagnement.

Arc en ciel

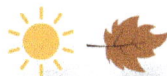

La salade **"Arc-en-ciel"** est simple et généreuse à la fois. Elle associe du poulet grillé, des tomates, du maïs doux, des oignons frais sur un lit de batavia pour une combinaison de couleurs d'été. Une sauce crème à la moutarde accompagnera cette salade à merveille.

Ingrédients

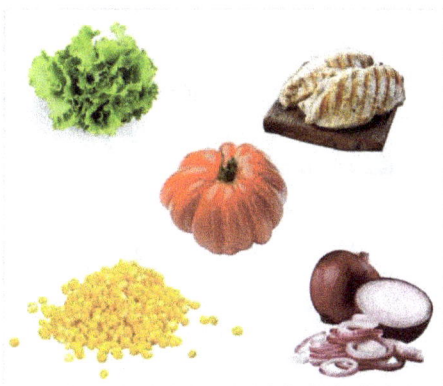

- Poulet grillé
- Salade (Laitue, Batavia)
- Tomate ancienne
- Maïs doux cuit
- Oignon rouge

Préparation 10

1. Griller le blanc de poulet et refroidir
2. Laver et éplucher la salade
3. Trancher la tomate en petits cubes
4. Egoutter le maïs doux
5. Emincer l'oignon rouge

Mon grain de sel

Après une cuisson de quelques minutes pour les morceaux de poulet, cette salade est très rapide et simple à réaliser. Quelques minutes tout au plus.

Dresser une assiette avec un lit de Batavia. Puis disposer dessus la viande grillée, les morceaux de tomates coupés en cubes ou en quartiers, le maïs doux et décorer avec un peu d'oignon rouge.

Bavaroise

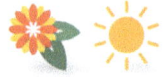

*La salade composée "**Bavaroise**" est un mélange frais et savoureux de salade verte, de radis croquants, de concombre, de carottes râpées, de tomates cerises, et de fromage de chèvre. Le tout est sublimé par une délicieuse vinaigrette à base de moutarde, de vinaigre balsamique et d'huile d'olive. Un vrai régal !*

Ingrédients

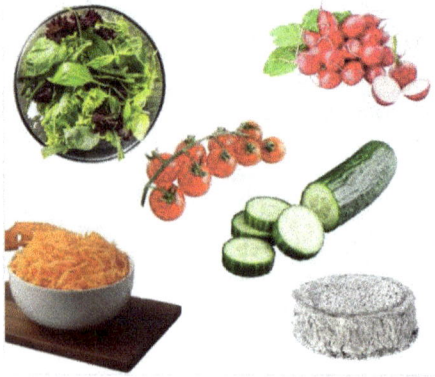

- Salade verte mélangée
- Radis
- Concombre frais
- Carottes râpées
- Tomates cerises
- Fromage de chèvre

Préparation 15

1. Laver et éplucher la salade
2. Laver et couper les radis en rondelles
3. Eplucher et couper en dés du concombre
4. Râper un peu de carotte
5. Couper en deux les tomates cerises
6. Préparer un peu de fromage de chèvres

Mon grain de sel

Les carottes sont sources très intéressantes de Bêta-carotène et de fibres. Elles ont un fort pouvoir anti-oxydant. Ce légume devrait être consommé très régulièrement surtout qu'il est économique et largement disponible sur le territoire français.

Dresser une assiette avec un lit de salade mélangée. Puis disposer dessus tous les légumes frais crus dessus. Poser en dernier quelques morceaux de fromage de chèvre. Cette salade devra être accompagnée d'un féculent comme un bon pain de campagne ou au levain.

Caesar au poulet

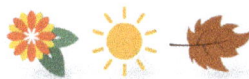

*Découvrez la célèbre "**Salade Caesar au poulet**", composée de laitue romaine fraîche, de poulet grillé, de croûtons de pain croustillants, de parmesan râpé et d'une délicieuse sauce crème maison à base de mayonnaise, moutarde et d'ail.*

Ingrédients

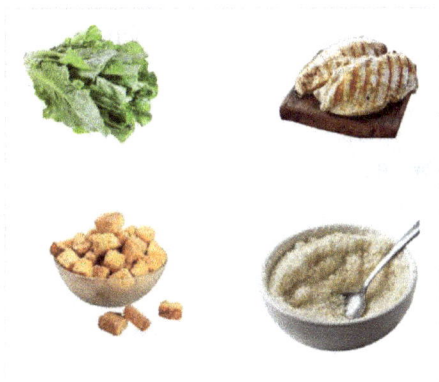

- Laitue romaine
- Poulet grillé
- Croûtons de pain grillé
- Fromage parmesan râpé

Préparation 10

1. Griller le blanc de poulet et refroidir
2. Laver et éplucher la salade
3. Râper le parmesan
4. Préparer les croûtons de pain grillé

Dresser une assiette avec un lit de laitue romaine. Puis disposer dessus la viande grillée, les morceaux de pains grillés. Enfin saupoudrer de parmesan et ajouter la sauce crème traditionnelle.

Cette composition peut être servie en entrée ou en accompagnement. Elle sera trop légère pour assurer la place de plat principal.

Mon grain de sel

La recette la plus simple! Certains ajouteront des tomates et d'autres des œufs. Mais cette salade est surtout "verte". Les croutons à l'ail apportent une texture croquante et une saveur relevée.

Carottes de Carentan

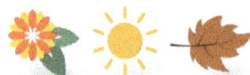

*La salade **"Carottes de Carentan"** allie la douceur des carottes râpées à la fraîcheur de la salade verte. Les morceaux de radis complète la texture croquante tandis que le maïs et les raisins secs apporteront une petite note sucrée. Cette salade végétarienne est aussi très rapide à réaliser.*

Ingrédients

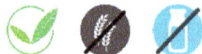

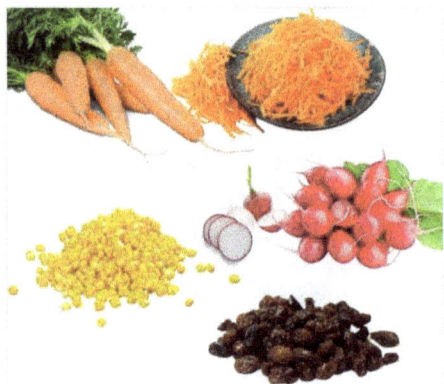

- Carottes de Carentan
- Radis rose
- Maïs doux
- Raisins secs

Préparation 10

1. Hydrater les raisins secs quelques minutes
2. Râper les carottes
3. Couper en rondelles quelques radis
4. Egoutter le Maïs doux

Commencer par hydrater les raisins secs en premier. Mélanger dans un saladier tous les ingrédients et ajouter la sauce vinaigrée. Assaisonner de sel fin et poivre du moulin. Laisser reposer (macérer) une dizaine de minutes avant de servir. Les saveurs se développent progressivement.

Mon grain de sel

La carotte de Carentan est une variété ancienne de carotte à chair rouge d'excellente qualité et très parfumée. Elle est fine, précoce et reconnue pour sa rusticité et sa bonne conservation.

Chèvre chaud

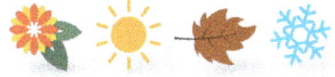

*Cette salade au **"chèvre chaud"** est l'une des compositions les plus appréciées. En effet, mélange chaud et froid, son croquant et son fondant, son acidité, sa fraîcheur plaisent aux petits comme aux grands. Le lit de salade mélangée de roquette et de mâche apporte une saveur particulière. Les toasts, de pain de campagne ou aux céréales, grillés, ajoutent une texture croustillante, tandis que la vinaigrette à base de vinaigre balsamique et d'huile d'olive renforce la note acidulée.*

Ingrédients

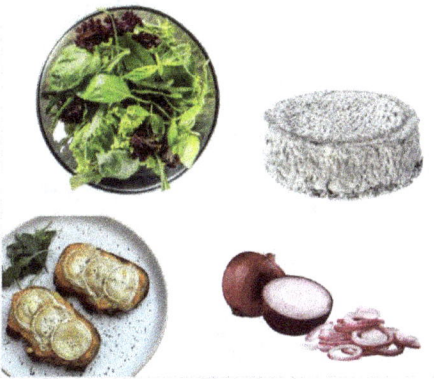

- Mélange roquette mâche
- Oignon rouge
- Toasts de pain de campagne grillé
- Fromage de chèvre chaud rôti au four

Préparation ⏱ 15

1. Préparer la salade
2. Emincer les oignons rouges
3. Toaster des morceaux de pain
4. Préparer quelques rondelles de fromage de chèvre
5. Griller au four à 230° pendant quelques minutes.

Dresser une assiette avec un lit de salade puis disposer les croutons de fromage de chèvre bien chauds dessus. Ajouter quelques oignons émincés et un filet de vinaigrette.

Mon grain de sel

Favoriser un vrai fromage de chèvre affiné au lait cru et oublier les buches de l'industrie agroalimentaire. Vous trouverez sur les marchés ou en AMAP des fabrications artisanales à juste prix. Il sera simplement judicieux de déguster en petite quantité.

Coleslaw

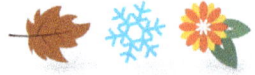

La salade **"Coleslaw"** est une recette classique de la cuisine New Yorkaise mais qui fût importée par les colons néerlandais. Elle est composée essentiellement de choux blancs et de carottes râpés, avec un assaisonnement de vinaigre de cidre, mayonnaise et d'oignons blancs ou rouges. Cette salade croquante est idéale pour accompagner les barbecues et les pic-nic.

Ingrédients

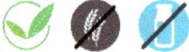

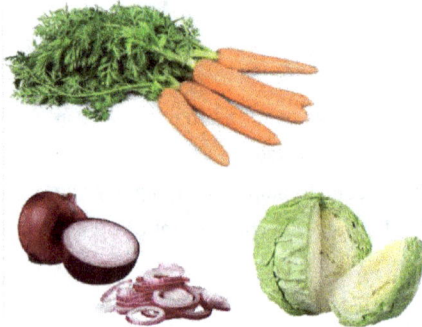

- Chou blanc râpé
- Carotte râpée
- Oignon blanc ou rouge

Préparation 10

1. Râper les carottes
2. Râper le chou blanc
3. Emincer les oignons

Mélanger dans un grand saladier les ingrédients râpés. Ajouter un peu de sel et de poivre, mélanger et laisser macérer quelques minutes. Les légumes râpés vont très légèrement dégorger ce qui améliore les saveurs. Enfin ajouter la sauce crème et une touche de vinaigre.

Mon grain de sel

Le chou blanc et ses cousins chou rouge, chou chinois, chou de milan etc... sont des crucifères très riches en vitamine C. Selon les variétés, on peut en récolter de la fin de l'été jusqu'à la fin de l'hiver suivant.

Très économique, le chou se conserve assez longtemps. Associé à la carotte, nous obtenons un cocktail de vitamines et minéraux explosif.

Lentilles aux carottes

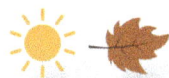

*La salade composée **"Lentilles aux carottes"** est une délicieuse salade à base de lentilles du Puys, de carottes cuites, assaisonnées d'oignons rouges et de persil frais. Cette salade est à la fois complète et rassasiante, ultra économique et délicieuse. Les légumes secs souvent oubliés ont pourtant des atouts majeurs. Alors n'hésitons plus à en consommer régulièrement. Cette salade peut être servie lors d'un barbecue, un pic-nic ou simplement pour un diner léger.*

Ingrédients

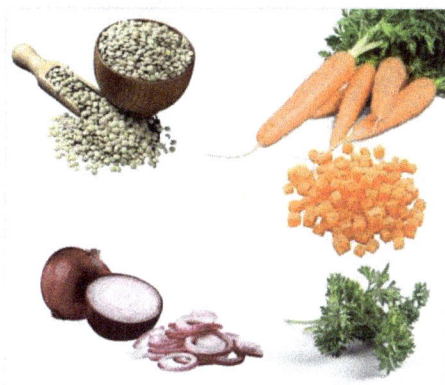

- Lentilles vertes du Puys
- Carottes cuites
- Oignon rouge finement haché
- Persil ou ciboulette frais haché

Préparation 20

1. Cuire les lentilles 20 mn à partir d'une eau froide
2. Eplucher les carottes
3. Emincer en petits cubes et cuire 10 mn
4. Refroidir rapidement les ingrédients cuits
5. Emincer l'oignon rouge et le persil

Mélanger l'ensemble des ingrédients cuits dans un grand saladier. Assaisonner avec l'oignon rouge, le persil frais en quantité à adapter selon les préférences de chacun. Une sauce citron ou vinaigre viendra parfumer cette jolie préparation. Il suffira ensuite de dresser une vaisselle originale et plaisante.

Mon grain de sel

Les lentilles font partis de la famille des légumes secs ou légumineuses. Ils sont très riches en fibre, en phosphore et potassium et en fer. Cependant, il conviendra de les cuire dans un très petit volume d'eau pour ne pas perdre ces minéraux. La grande richesse en fibre permet de réguler la glycémie et augmenter la durée de satiété, période de non faim.

Niçoise

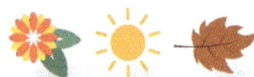

*Savourez la fraîcheur de la salade **"Niçoise"**, un mariage de saveurs méditerranéennes avec des légumes frais crus et croquants, des œufs durs, du thon et d' olives noires de Nice. On favorisera bien sûr une sauce vinaigrette réalisée à base d'huile d'olive locale, de fleur de sel et d'herbes aromatiques pour une explosion de saveurs dans chaque bouchée.*

Ingrédients

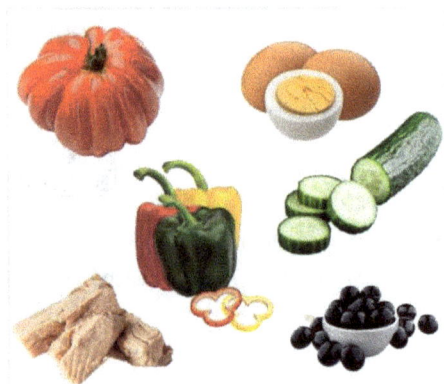

- Œuf dur
- Tomate ancienne
- Poivrons verts et/ou rouges
- Concombre frais
- Thon frais ou en conserve au naturel
- Olives noires ou vertes

Préparation 20

1. Durcir les œufs pendant 10-12 mn refroidir
2. Couper les tomates en petits cubes
3. Couper les poivrons en lanières fines
4. Eplucher et couper des cubes de concombre
5. Egoutter le thon au naturel
6. Préparer quelques olives noires ou vertes

Mon grain de sel

Nous avons ici un mélange de légumes crus apportant de la vitamine du groupe C, B et D, des fibres, des anti oxydants mais aussi des oméga 3 et de bonnes protéines. Il conviendra d'ajouter une source de féculent à côté.

Certains ajouteront des anchois, des échalotes ou des oignons rouges émincés. A ajouter selon les préférences. Mélanger dans un grand saladier l'ensemble des ingrédients et présenter sur la table pour que chacun des convives puissent se servir de ce plat familial.

Océane

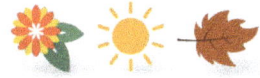

*La salade "**Océane**" est une explosion de saveurs fraîches grâce aux poivrons, au citron et aux crevettes fraîches. Les feuilles de salade mélangées et les échalotes émincées apportent d'autres saveurs un peu plus rustiques.*

Ingrédients

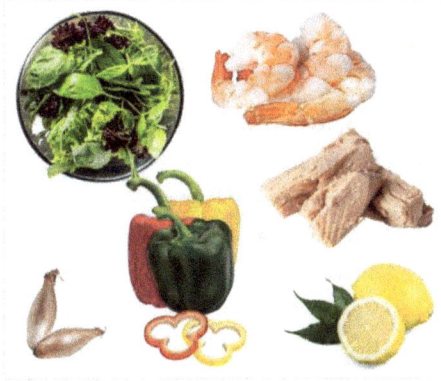

- Salade mélangée
- Crevettes roses
- Thon au naturel
- Citron jaune
- Poivron rouge, vert ou jaune
- Echalote

Préparation 15

1. Préparer la salade mélangée
2. Laver, découper quelques lamelles de poivron
3. Emincer un peu d'échalote
4. Couper 2 ou 3 lamelles de citron jaune
5. Décortiquer quelques crevettes roses
6. Egoutter le thon.

Sur une assiette, disposer un lit de salade mélangée et disperser ensuite les morceaux de poivron et d'échalote. Une fois les crevettes roses épluchées et le thon placés sur ce lit, arroser de jus de citron sur cet ensemble. Eventuellement, pour plus de fraîcheur, râper quelques zest de citron. C'est la garantie d'une explosion de fraicheur en bouche.

Mon grain de sel

Le citron est un fruit assez riche en vitamine C mais il est détrôné par le cassis, le persil, le chou frisé, le poivron rouge, la fraise, l'orange (ordre décroissant selon la table ciqual) . Il a l'avantage d'être un puissant anti oxydant grâce à son acidité et sa teneur en acide citrique. Attention à l'email dentaire, il n'est pas recommandé par les dentistes de consommer des eaux fortement citronnée.

Quinoa des incas

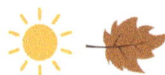

*Découvrez la salade **"Quinoa des Incas"**, un plat coloré, rafraîchissant et à haute valeur nutritionnelle. Originaire d'Amérique du Sud, le quinoa est devenu très populaire ces dernières années en raison de sa valeur nutritionnelle élevée et de sa polyvalence en cuisine. Il est sans gluten et convient donc aux personnes atteintes de la maladie cœliaque ou d'autres sensibilités au gluten.*

Ingrédients

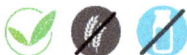

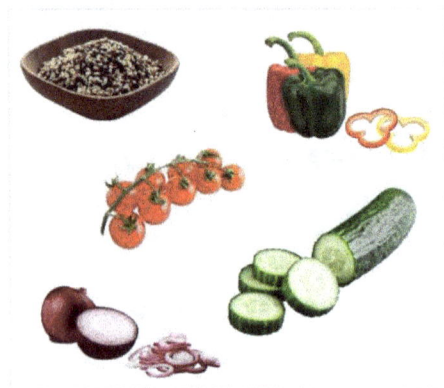

- Quinoa rouge ou blanc
- Concombre frais
- Poivron rouge et jaune
- Oignon rouge
- Tomates cerises

Préparation 20

1. Rincer le quinoa avant de le cuire
2. Cuire le quinoa 15 mn (1.5 fois en volume d'eau)
3. Ne pas l'égoutter, laisser reposer 5mn
4. Laver et découper des cubes de concombres
5. Laver et trancher des lamelles de poivrons
6. Eplucher et émincer l'oignon rouge
7. Couper en deux quelques tomates cerises

Mélanger tous les ingrédients dans un grand saladier. Adapter la quantité au nombre de personne et à l'usage du plat (plat principal ou accompagnement). On considérera 2 belles poignées de quinoa crue par personne .

Mon grain de sel

Les graines de quinoa sont riches en protéines, sans gluten et équilibrées en acides aminés. Elles constituent également une excellente source de minéraux essentiels, de vitamines, d'antioxydants, d'acides gras et de phytostérols, tous d'une grande importance pour une alimentation saine et bénéfique pour la santé.

Rustique

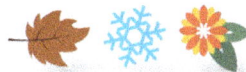

*La salade **"Rustique"** est végétarienne, sans gluten et sans lactose. Elle associe le croquant du chou rouge, de la noix et des croûtons, à la fraicheur de la salade Batavia. Très colorée, savoureuse, économique et ultra rapide à préparer, il suffit de quelques minutes. Elle se dégustera de l'automne à la fin du printemps.*

Ingrédients

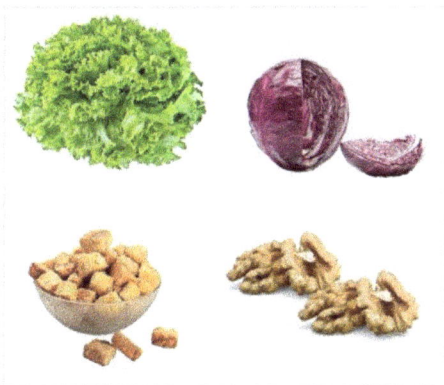

- Salade Batavia
- Chou rouge
- Croutons à l'ail
- Noix sèches

Préparation (10)

1. Laver et éplucher la Batavia
2. Emincer le chou rouge en très fines lamelles
3. Eplucher une dizaine de noix
4. Préparer quelques croutons à l'ail

Prévoir une assiette et son lit de batavia. Ajouter ensuite le chou rouge, les quelques noix et les croutons à l'ail. Une simple sauce vinaigrette à base d'huile de noix accentuera les saveurs de la noix dans toute la salade.

Mon grain de sel

De la couleur, de la texture, de la vitamine C, des fibres, des protéines, de bons acides gras poly insaturés et essentiels... Une salade très riche d'un côté et ultra rapide et économique de l'autre côté.

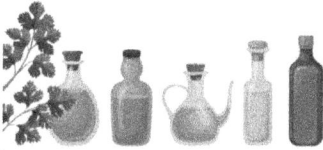

Les assaisonnements

"Le choix des assaisonnements doit être judicieux pour donner du goût et améliorer la valeur nutritive à nos salades. Dans ce chapitre, vous trouverez une variété de vinaigrettes, sauces crème délicieuses, ainsi que des conseils pour personnaliser les assaisonnements en fonction de vos préférences. Que vous recherchiez une vinaigrette légère, parfumée ou onctueuse, ce chapitre vous aidera à donner du goût à vos salades. "

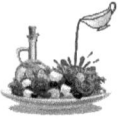

Quelques sauces vinaigrettes

Découvrez une petite sélection de vinaigrettes pour sublimer vos salades ! Que vous cherchiez une vinaigrette classique ou une version plus originale, j'ai rassemblé des recettes simples pour tous les goûts. Avec des ingrédients frais et des mélanges de saveurs étonnants, vous ne pourrez plus vous passer de ces vinaigrettes maison. Faites-vous plaisir !

Sauce au vinaigre balsamique et miel

Cette sauce au vinaigre balsamique et à la moutarde de Dijon, avec un soupçon de miel, rappellera les vacances où le soleil brille et les salades fraîches abondent.

- Mélangez 2 cuillères à soupe de vinaigre balsamique,
- 1 cuillère à soupe de moutarde de Dijon,
- 1 cuillère à soupe d'huile d'olive et,
- 1 cuillère à café de miel,

Pour une vinaigrette sucrée-acidulée.

Sauce citron à l'ail

Cette vinaigrette au citron et à l'ail, avec de l'huile d'olive et de la moutarde de Dijon, rappellera les saveurs de la cuisine méditerranéenne, où les ingrédients frais et les épices sont rois.

- Mélangez 1 cuillère à soupe de jus de citron,
- 1 cuillère à soupe d'huile d'olive,
- 1 gousse d'ail hachée,
- 1 cuillère à soupe de moutarde de Dijon et,
- 1 pincée de sel,

Pour une vinaigrette acidulée et relevée.

Sauce orange

Cette sauce à l'orange, avec de l'huile d'olive, du vinaigre de vin blanc et du miel, rappellera les vacances dans les îles, où les fruits exotiques et les salades fraîches sont légion.

- Mélangez 2 cuillères à soupe de jus d'oranges fraichement pressées,
- 2 cuillères à soupe d'huile d'olive,
- 1 cuillère à soupe de vinaigre de vin blanc,
- 1 pincée de sel,

Pour une vinaigrette fraîche et légèrement acidulée.

Vinaigrette de cidre

Cette vinaigrette au vinaigre de cidre, avec de la moutarde de Dijon, de l'huile vinaigrette au vinaigre de cidre.

- Mélangez 2 cuillères à soupe de vinaigre de cidre,
- 1 cuillère à soupe de moutarde de Dijon,
- 1 cuillère à soupe d'huile d'olive,
- 1 cuillère à soupe de miel de printemps et
- 1 pincée de sel,

Pour une vinaigrette sucrée-acidulée.

Vinaigrette de riz

- Mélangez 2 cuillères à soupe de vinaigre de riz,
- 1 cuillère à soupe de jus de citron,
- 1 cuillère à soupe d'huile d'olive,
- 1 pincée de sel,

Pour une vinaigrette fraîcheur.

N'hésitez pas à adapter ces recettes à votre convenance et à varier les ingrédients pour obtenir les meilleurs résultats. Vous pouvez également ajouter des herbes fraîches ou des épices pour un peu de saveur supplémentaire. Finalement, laissez cour à votre imagination et votre créativité !

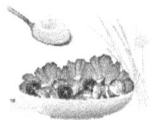

Et quelques Sauces Crèmes

Maintenant, découvrons d'autres recettes d'assaisonnement, à base **de crème fraîche** ou de **fromage blanc** pour assaisonner vos salades composées :

Sauce crème ail et citron

Mélangez de la crème fraîche, de l'aneth et de l'ail haché, avec du jus de citron et du poivre en grains pour une sauce fraîche et relevée.

Sauce Fromage blanc et menthe

Mélangez du fromage blanc, de l'aneth, de la menthe hachée, du jus de citron et du sel pour une sauce fraîche et acidulée.

Sauce Fromage blanc et ciboulette

Mélangez du fromage blanc, de l'aneth, de la ciboulette hachée, du jus de citron et du sel pour une sauce fraîche et aromatique.

Sauce crème à l'estragon

Mélangez de la crème fraîche, de l'aneth, de l'estragon haché, du jus de citron et du sel pour une sauce fraîche et iodée.

Spécial dédicace

La sauce crème de ma fille Camille !

C'est sa sauce salade préférée. Et elle est vraiment simple et délicieuse alors la voici pour 5 - 6 personnes:

- ✓ *150 gr de crème fraiche*
- ✓ *100 gr de mayonnaise*
- ✓ *50 gr de moutarde forte*
- ✓ *2 pincées herbes à salade*
- ✓ *Sel fin*
- ✓ *Poivre du moulin*
- ✓ *Vinaigre alcool coloré*

Selon l'épaisseur ou la fluidité qu'elle en attendant, Camille rajoute 2 à 3 filets de vinaigre à sa sauce.

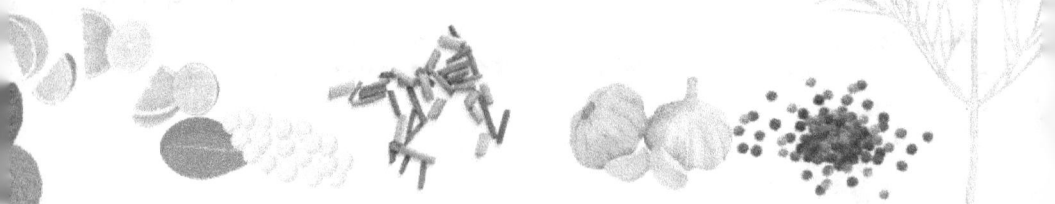

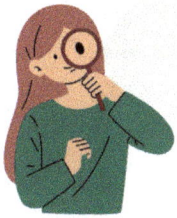

La boîte à outils

"Nous augmentons nos chances de bien nous nourrir, lorsque nous utilisons des ingrédients d'excellente qualité !

Les fruits, les légumes, les céréales... Choisir de bons ingrédients respectant leur saison et rythme de croissance est une garantie nutritionnelle supérieure ! Chaque saison offrant sa diversité. Et puis, l'abondance et son surplus peuvent être aussi conservés de manière optimale pour les consommer hors saison. "

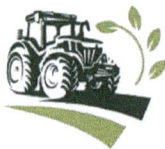

Des légumes toute l'année

Les légumes constituent une composante essentielle d'une **alimentation équilibrée et bénéfique pour la santé**. Ils apportent des vitamines, des minéraux et des fibres essentiels pour maintenir une bonne santé. **Mais comment profiter de leurs bienfaits toute l'année, même en dehors de la saison de récolte ?**

La France est un pays qui bénéficie d'une grande variété climatique et géologique. En effet, le climat et le sol sont deux facteurs clés qui déterminent la croissance et la qualité des légumes cultivés. Par exemple, dans les régions du Sud, le climat chaud et sec est idéal pour la culture des légumes tels que les tomates, les courgettes ou les aubergines. À l'inverse, dans les régions plus humides et plus froides du Nord, les légumes comme les choux, les carottes et les pommes de terre prospèrent mieux. Aussi, les sols calcaires de la région de Bourgogne sont propices à la culture de légumes comme les haricots verts, les épinards ou les asperges. Tandis que les sols argileux de la région de la Loire sont idéaux pour la culture des légumes racines, tels que les navets ou les betteraves.

Outre les légumes frais, il existe d'autres solutions pour disposer de légumes tout au long de l'année. Ils sont proposés sous forme de conditionnements différents : **en surgelés, en conserves, déshydratés.**

Les légumes frais et locaux sont souvent cueillis peu de temps avant leur vente, ce qui leur permet de conserver leur teneur en nutriments et en vitamines. Ils ont souvent plus de saveur, de parfums et des textures plus prononcés. Ils sont plus frais que ceux qui ont été transportés sur de longues distances, ce qui leur permet de durer plus longtemps et de maintenir leur qualité. Acheter des légumes locaux permet de réduire l'empreinte carbone des aliments en limitant les distances parcourues et en soutenant les agriculteurs locaux.

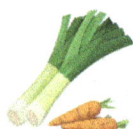

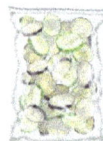

Les légumes crus surgelés sont très intéressants. Ils sont cueillis et rapidement surgelés pour préserver leur qualité nutritionnelle. Cette méthode de conservation préserve les vitamines et minéraux. Ils sont faciles à trouver et à utiliser toute l'année, quelles que soient les saisons. Ils sont également pratiques à préparer, car déjà lavés et coupés, ce qui permet un gain de temps en cuisine. Utilisés en quantités adaptées, les déchets alimentaires s'en trouvent réduits. Enfin, ils peuvent être conservés plusieurs mois.

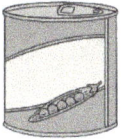

Les légumes cuits en conserve sont des solutions pratiques de derniers recours. Les légumes en conserve peuvent être conservés pendant une longue période. Ils sont prêts à l'emploi, ce qui en fait une option pratique pour les repas à la hâte. Cependant, la qualité nutritionnelle est réduite. Ces légumes peuvent perdre une partie de leurs nutriments, notamment les vitamines et les antioxydants en raison du liquide de couverture dans lequel ils baignent. Par effet de dilution, les minéraux des légumes vont migrer dans le liquide jusqu'à un équilibre parfait des deux milieux. Les légumes en conserve peuvent contenir une quantité élevée de sel ou de sucre ajouté pour prolonger leur durée de conservation ou pour améliorer leur goût.

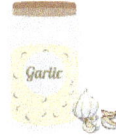

Les légumes et les aromates déshydratés ou lyophilisés, comme l'oignon, l'ail ou les herbes présentent des avantages certains. Les légumes lyophilisés peuvent être stockés pendant une longue période sans se détériorer. Contrairement aux légumes en conserve qui peuvent perdre une partie de leurs nutriments lors du processus de conservation, les légumes lyophilisés préservent leur qualité nutritionnelle et leurs bienfaits pour la santé.

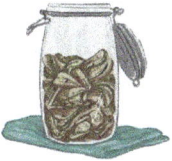

Il existe aussi une technique ancienne pour conserver les légumes : **la lacto fermentation**. Cette technique consiste à conserver les légumes dans un **milieu acide** grâce à la **fermentation lactique**. Elle permet de conserver les légumes pendant plusieurs mois tout en préservant leurs nutriments. En plus de cela, la lacto fermentation permet d'enrichir les légumes en probiotiques, qui sont bénéfiques pour la flore intestinale. Un exemple de légume lactofermenté est la choucroute. J'aborderai plus en profondeur cette méthode très économique, écologique et Ô combien diététique dans un autre volume de cette série.

Vous venez de le voir, il est tout à fait possible de profiter des bienfaits des légumes toute l'année grâce à ces différentes options et de trouver le meilleur compromis pour soi: praticité, qualité, rapidité et prix. Alors, à vos assiettes !

Au potager au printemps et en été

Les légumes frais

Asperge
Batavia
Jeune carotte
Céleri-rave
Chou-rave
Épinards
Feuille de chêne
Fèves
Laitue
Navet
Petits pois
Poireau
Pommes de terre
Radis
Roquette

Les légumes frais

Artichaut
Aubergine
Bette
Carotte
Chou-fleur
Concombre
Cornichon
Courgette
Haricot vert
Fèves
Melon
Patate douce
Poivrons
Pommes de terre
Radis
Salade
Tomate

Les herbes aromatiques

Basilic
Cerfeuil
Ciboulette
Laurier
Menthe
Persil
Romarin
Thym

Les herbes aromatiques

Aneth
Basilic
Ciboulette
Estragon
Laurier
Menthe
Origan
Persil
Romarin
Sauge
Thym

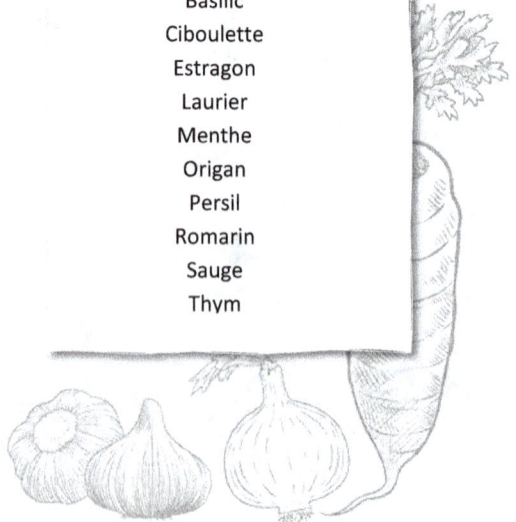

Et en automne et pendant l'hiver

Les légumes frais

Artichaut
Bette
Butternut
Carotte
Chou
Chou de Bruxelles
Courge
Épinard
Fèves
Haricot
Maïs
Navet
Poireau
Potiron
Radis
Salsifis
Topinambour

Les légumes frais

Batavia
Betterave
Carotte
Céleri-rave
Chicorée frisée
Chou
Endive
Epinard
Mâche
Navet
Oignon
Panais
Poireau
Scarole

Les herbes aromatiques

Ciboulette
Laurier
Romarin
Thym

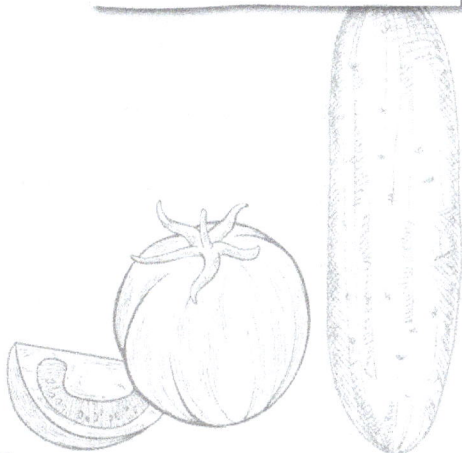

Les herbes aromatiques

Aneth
Basilic
Cerfeuil
Estragon
Laurier
Menthe
Persil
Romarin
Sauge
Thym

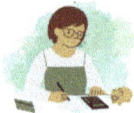

Organiser les repas et la liste de courses

Organiser les repas et les listes de courses peut sembler fastidieux, mais c'est une habitude très efficace pour économiser de l'argent et éviter le gaspillage alimentaire. Avec des budgets serrés et des prix alimentaires en constante augmentation, de plus en plus de personnes cherchent des moyens de réduire leurs dépenses.

La planification des repas à l'avance permet de contrôler les achats alimentaires, d'optimiser les restes et de limiter les achats impulsifs. En anticipant les repas de la semaine, vous pouvez également éviter de manger à l'extérieur ou de commander des plats à emporter coûteux.

La première étape pour réduire ses dépenses alimentaires en planifiant ses repas est de **vérifier les aliments déjà présents dans votre réfrigérateur et votre garde-manger ou épicerie**. Une fois que vous connaissez les produits disponibles, vous pouvez planifier un menu en conséquence, en les utilisant avant qu'ils ne périment.

Planifier ses repas pour optimiser son budget

Une fois que vous avez identifié les plats que vous allez préparer pour la semaine, il est important de les équilibrer et de varier les ingrédients pour éviter la monotonie. Voici quelques astuces pour réaliser des menus équilibrés :

- Préparez un tableau pour 7 jours avec vos déjeuners et diners,
- Placez vos bases féculents (pâtes, riz, pomme de terre ...) en variant chaque jour le féculent et imaginez-en des plats tels que soupes, gratins, salades, plats complets,
- Prévoyez le plat principal pour chaque repas, sans entrée ni dessert obligatoire. Les entrées et les desserts peuvent être facultatifs en fonction des restes disponibles ou de l'appétit des convives, de la maturité des fruits.
- Prévoyez au moins deux repas vides par semaine pour écouler les restes ou pour intégrer des aliments en promotion et ainsi profiter d'offres spéciales en magasin vraiment valable.
- Complétez enfin ici et là et adaptez l'ensemble au temps disponible pour cuisiner.

Il sera important de prévoir un moment consacré à la cuisine. Si ce temps n'est pas prévu non plus, il ne vous sera pas possible de respecter vos menus.

A vous de jouer !

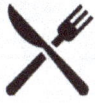

Outils intégrant les catégories d'aliments selon...

A CHAQUE REPAS
1 Féculent
1 légume ou fruit
1 protéine

CHAQUE JOUR
2 Fruits et 3 Légumes
1 cru et 1 cuit
2 Produits laitiers

CHAQUE SEMAINE
2 x du poisson
2 à 3 x des légumes secs
1 x des abats
2 cases vides pour les restes

Midi

LUNDI	MARDI	MERCREDI	JEUDI	VENDREDI	SAMEDI	DIMANCHE
Crudité	Cuidité	Cuidité	Crudité	Crudité	Cuidité	Crudité
1/2 Bœuf	1/2 Volaille	Bœuf	Porc	1/2 Poisson	Abats	Volaille
Féculent	Féculent	Féculents en friture	Légumes secs	Féculent	Féculent	Légume cuit
-	P.L	P.L	P.L	-	P.L	-
Dessert lacté	Fruit cru	Fruit cru	Fruit cuit	Laitage	Fruit cru	Pâtisserie

Soir

			Cuidité	-	-	
Oeufs	Céréales	Poisson	Crêpe / Tarte	Oeufs	Porc maigre	
Crudités	Légumes secs	Cuidités	Crudités	Féculents	Crudités	
P.L.	-	-	P.L.	P.L.	-	
Cuidités 🌿	Crudité 🌿	Féculent Laitage	- 🌿	Crudité 🌿	Lait + féculent	

Cuidité : un légume ou un fruit cuit
Crudité : un légume ou un fruit cru
Féculent: Il peut être dans l'assiette ou à coté ...
Volaille: poulet, dinde, lapin, canard
Abats: langue, foie, boudin noir, rognon
Produit laitier (P.L): Fromage, yaourt, petit suisse
Desserts lactés: Dessert à base de lait et sucré

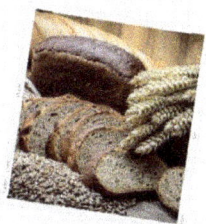

🌿 *Repas végétarien (sans viande et sans poisson)*

EXEMPLE

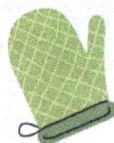

Je réalise mes menus en choisissant les aliments selon les catégories du plan alimentaire, en...

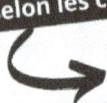

Salade composée

Sandwich

Quiche, tarte ou crêpe

Plats complets ou ...

Repas habituels

Et c'est tout aussi diététique !

LUNDI	MARDI	MERCREDI	JEUDI	VENDREDI	SAMEDI	DIMANCHE
Radis	Dés de dinde		Carottes	Pain complet	Haricot vert vinaigrette	Avocat
Lasagnes	Pâtes	Betterave	râpées	Thon	Langue sauce	Cuisse de canard
-	Tomate confit	Steak haché	Echine	Tomate	piquante	Petit pois
Crème	Olives Noires	Frites	Haricots	Salade	Pomme de	Carottes
caramel	Dés de féta	Fromage blanc	Mogettes	Oignon rouge	terre	-
		Fraise	Saint Môret	-	Camembert	Eclair Café
	Pamplemousse		Compote	Petit suisse	Pêche	

Œuf dur	Riz			Riz	Jambon aux herbes	
Tomate,	Lentilles	Saumon	Galette au	Œufs/jambon	Tomates vinaigrette	
Scarole	Carottes et	épinards à la	fromage	Maïs		Reste
Gouda	oignons rouges	crème	Laitue	Emmental		
	-		Romaine			
Pomme au four	Pomme	Riz au lait		Nectarine	Semoule au lait	

Tout dépend des quantités !

On n'est pas obligé d'avoir tout le temps des entrées ni un produit laitier ni un dessert.

La liste de courses

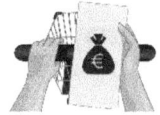

Si une application peut vous être utile pour votre liste de courses alors n'hésitez pas à en faire usage. Personnellement, je favorise le papier recyclé et le crayon. Tellement rapide, simple. Et cette liste me suit avec mon menu dans mon portefeuille. Je peux ainsi la compléter dans la semaine et au fur et à mesure des discussions avec mes amis ou collègues, puis avec mes idées qui vont et viennent. Cela m'évite d'oublier plus tard. Je peux remplacer, changer d'avis et déplacer un plat en sachant que ce que j'avais prévu sera consommé malgré tout bientôt. Voici mes conseils pour une liste de courses très économique :

- **Créez votre nouvelle liste** dès que vous venez de ranger vos dernières courses. Cela permet de ne rien oublier sur une semaine et de se vider l'esprit.

- **Organisez** votre liste par **catégorie** et avec les **quantités** que vous pourrez ajuster jours après jours tout au long de la semaine. Vous achèterez ainsi selon vos besoins et sans surplus.

- **Vigilance aux coupons réductions** et offres exceptionnelles. Elles sont faites pour nous faire consommer et même si nous n'avons pas besoin. Les prix au kilos parfois sont très alléchants mais souvent on ne consomme pas la quantité achetée. Dans certains cas, je prends en vrac quelques ingrédients parce que je vais dépenser moins pour ce volume qu'une très grande quantité que j'aurai du mal à consommer et à stocker.

- Achetez des **produits de saison** et **sélectionnez les marchands**. Les légumes peuvent être parfois moins chers chez les maraichers, en magasin bio, dans certains magasins discount que dans la grande distribution. Optez pour le jardin, échangez avec votre entourage.

- Avant de partir pour les courses, refaites un petit point sur les quantités et ajustez si nécessaire pour optimiser les quantités.

- Pendant les courses, **restez concentré sur les produits nécessaires**. Les bouts de gondole ne sont pas toujours les plus intéressants. Les produits présentés à l'entrée des magasins non plus.

- Regardez les prix, comparez ce qui est comparable, c'est-à-dire à produit équivalent en qualité.

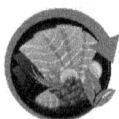

Conserver les restes des plats précédents

Les salades composées sont un excellent moyen de réutiliser les restes des précédents repas. Cela permet d'optimiser l'intégralité des aliments achetés ou récoltés.

Bien conserver les aliments au réfrigérateur

♻ **Refroidissez rapidement les restes** : Pour éviter la prolifération de bactéries néfastes, il est important de refroidir rapidement les restes après la cuisson. Pour cela, laissez-les refroidir à température ambiante pendant environ 20 minutes avant de les mettre au réfrigérateur.

♻ **Utilisez des contenants hermétiques** : Pour conserver les restes, utilisez des contenants hermétiques pour éviter que les aliments croutent et les odeurs qui peuvent se propager dans le réfrigérateur. Assurez-vous que les couvercles sont bien fixés et les contenants bien étanches.

♻ **Nommez, datez les restes :** Pour éviter les confusions et les oublis, il est important d'étiqueter les restes **avec la date** à laquelle ils ont été cuisinés et le nom de l'aliment. Cela vous aidera à vous souvenir de ce que vous avez dans le réfrigérateur et de jeter les aliments simplement par doute de leur âge. Mes contenants sont tous en verre. Je note au marqueur noir qui s'effacera facilement au lavage.

♻ **Vérifiez la température de votre réfrigérateur** : Pour limiter la multiplication des micro-organismes, votre réfrigérateur doit avoir une température entre +1°C et +4°C. Évitez de placer les restes dans la porte, qui est souvent la partie la plus chaude du réfrigérateur.

Les restes doivent être consommés dans les 4 à 5 jours suivant leur préparation, après quoi ils peuvent perdre leur fraîcheur et leur saveur. Si vous ne pouvez pas les consommer dans ce délai, congelez-les pour une utilisation ultérieure.

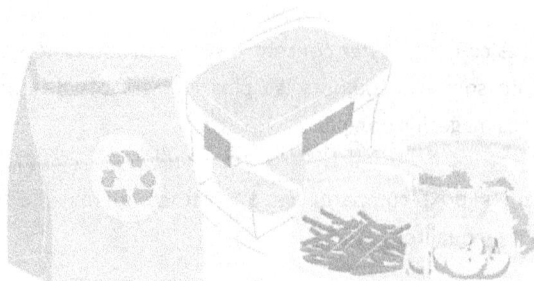

Réaliser une salade composée à partir des restes

Vous prêtez bien attention à votre faim et vous ne mangez pas plus que nécessaire. Vous prenez plaisir à chacun de vos repas. Vous mangez de tout, à moins d'une allergie, une intolérance digestive ou pour une autre raison personnelle. Il vous reste des aliments et vous avez bien pris soin de les conserver pour les réutiliser. Voilà le moment de créer votre salade composée !

Voici quelques étapes pour utiliser les restes pour composer une salade composée :

- **Évaluez vos restes** : Regardez ce que vous avez dans votre réfrigérateur ou votre garde-manger pour en composer la base. Des restes de féculents tout d'abord. Que reste-t-il ? Un peu de pâte, de riz, de pomme de terre ? Rien de cela ? Ce n'est pas grave. Vous l'avez vu dans la partie **« 30 idées de recettes »,** il n'y a pas toujours de féculents dans une salade, vous pourrez compléter avec un bon pain à côté.
- Sortez alors vos contenants de restes et de la vaisselle pour votre repas (bol, assiette...)
- **Commencez à disposer dans chacun des plats** un petit peu de ceci et de cela en mariant selon votre humeur. Des légumes crus, des légumes cuits (maïs doux, betterave...), un peu de protéine avec des œufs, du jambon ou du thon...
- **Râpez en copeaux des fromages** qui auraient un peu durcis au réfrigérateur,
- **Utilisez les huiles des bocaux de feta ou celles des olives**, poivrons et tomates marinés,
- **Parsemez d'aromates déshydratées**, ail, oignons ... et pourquoi pas des petits morceaux de pains passés au grille-pain!

Et le tour est joué!
Voilà votre salade anti-gaspi !

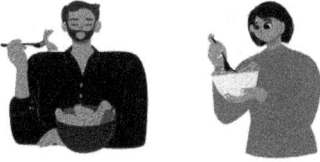

Bien nourrir sa tête et son corps

"Manger sainement ne doit pas être synonyme de sacrifices ni de privations. Au contraire, il s'agit de comprendre l'équilibre alimentaire et de profiter de la variété et de la richesse des aliments pour nourrir son corps et son esprit. Dans ce chapitre, les notions essentielles de l'alimentation équilibrée et ses 2 axes principaux sont abordées. Vous trouverez aussi une première réflexion autour de la faim, les portions à adapter en fonction de nos propres besoins. Ces notions ne remplacent pas une prise en charge diététique personnalisée mais elles peuvent néanmoins vous faire découvrir un aspect différent de se nourrir avec bienveillance."

Les deux axes principaux de l'alimentation équilibrée

Fruits et légumes
5 portions par jour

Légumes secs
2 fois par semaine

Fruits à coque
1 poignée par jour

Céréales et féculents
A chaque repas

Viande, poisson, oeuf
1 à 2 fois par jour

Produits laitiers
2 portions par jour

Matière grasse
A chaque repas

Produits sucrés
A limiter

Selon les recommandations du PNNS 4 2019-2023

L'alimentation équilibrée implique de **consommer une variété d'aliments** afin d'obtenir tous les nutriments essentiels pour être en bonne santé. Les aliments sont composés de nutriments en proportions différentes. Plus ou moins d'eau, de protéines, lipides, glucides, vitamines, minéraux et fibres. Cela est absolument nécessaire pour un fonctionnement optimal de notre organisme, sa croissance et son évolution tout au long de notre vie. Lorsque notre alimentation n'est plus équilibrée sur cet axe-là, nous souffrons de carences ou de l'apparition de pathologies.

Le deuxième axe essentiel c'est l'équilibre énergétique. En deçà de nos besoins, c'est insuffisant. Au-delà de nos besoins, c'est trop! Pour maintenir notre poids de forme, nous devons équilibrer nos apports en énergie à nos dépenses.

Et, ces besoins énergétiques varient en fonction de notre âge, notre état de santé, de l'activité physique. Par conséquent, il est important d'apprendre à adapter les quantités que l'on mange. Par chance nous disposons d'outils interne, nous permettant de savoir exactement ce que nous pouvons manger ... Quand nous sommes un mangeur régulé !

Petite ou grande faim, quelle portion ?

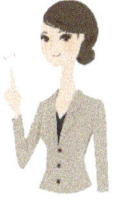

La faim doit être telle une amie! Elle est là pour nous indiquer quand il est temps de manger. Sans elle, jamais nous n'irions nous nourrir. Telle **une bonne amie**, elle doit être respectueuse et agréable envers nous. Alors elle se présente comme un léger creux dans l'estomac ou en nous amenant à penser aux aliments alors que nous sommes bien occupés.

Si nous ignorons sa première invitation à manger, elle peut devenir un peu plus insistante, en nous faisant ressentir des gargouillements ou un vide plus important dans le ventre. C'est sa façon de nous parler plus fort. Si nous continuons à l'ignorer, elle peut devenir plus forte et plus brutale, en provoquant de la fatigue, de l'irritabilité ou des maux de tête ou pire encore. Nous n'aimons jamais ces moments-là. Selon l'heure à laquelle elle se présente, une collation peut être envisagée pour patienter jusqu'au repas. Le volume du repas devra être adapté de manière à être certain à la fin de ce dernier de ne pas avoir la sensation de trop plein.

Les portions devront donc être adaptées selon cette faim: **Petite, moyenne, Grande** !

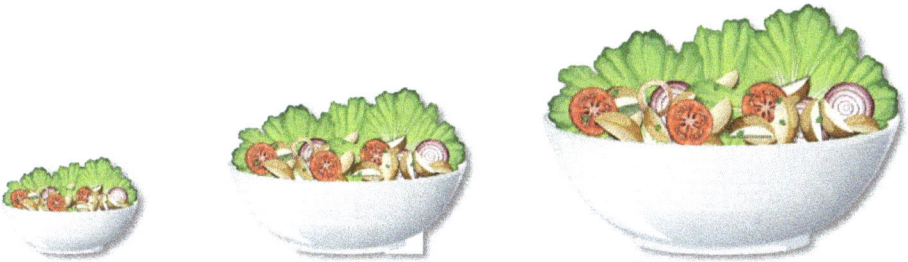

L'échelle de la faim et du rassasiement

0	1	2	3	4	5	6	7
Affamé	Très faim	Faim	Petit creux	Bien	Plein	Trop plein	Me sens mal

Vous pouvez évaluer votre faim grâce à cette échelle. Prenez quelques instants pour vous recentrer et faire le point sur ce que vous ressentez.

Pourquoi n'y a-t-il pas de grammage dans les recettes ?

Je comprends que vous puissiez être inquiets de ne pas avoir de repères précis quant à la proportion de chaque ingrédient dans les **50 idées de salades composées**. Toutefois, je tiens à vous rassurer en vous expliquant les raisons pour lesquelles j'ai choisi de ne pas vous donner ces indications volontairement.

Tout d'abord, cela vous permet de garder la liberté de doser chaque ingrédient en fonction de vos propres goûts et préférences. En effet, nous avons tous des papilles gustatives différentes et il est important de pouvoir adapter nos salades à nos envies. En vous donnant des quantités, je vous prive de cette liberté.

Aussi, la composition de chaque salade peut varier en fonction de la disponibilité des matières premières et de leur prix. Parfois, nous pouvons utiliser un reste de tomate du réfrigérateur. Un grammage indiqué vous obligerait à acheter plus, à créer de nouveaux restes. C'est un risque à vous faire consommer et dépenser plus.

Dans tous les cas, il n'y a pas d'erreur diététique lorsque la variété est là et que la quantité globale consommée reste adaptée à vos besoins. Alors un peu plus de ceci ou un peu moins de cela, cela n'a pas d'importance.

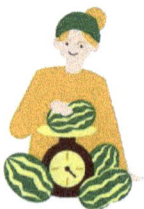

J'ai quand même besoin d'un repère

N'oubliez pas que votre alimentation est censée se composer de **plus de légumes (et fruits) que de féculents**. Si votre salade est à base de féculent, vous serez attentif à moins en consommer au travers du pain par exemple.

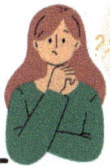

Foire aux questions

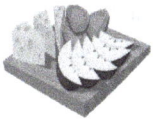

Quelques questions de mes patients ...

"Est-ce que les salades composées sont équilibrées ?"

Oui, les salades composées peuvent être équilibrées si elles sont préparées avec les bons ingrédients en quantités appropriées pour fournir les nutriments nécessaires. Une salade composée typique comprend souvent des légumes, des protéines, de féculents et des graisses de qualité, qui sont tous des éléments importants d'une alimentation saine et équilibrée.

"Quelle quantité dois-je manger?"

La quantité de salade composée que vous devriez manger dépend de vos besoins nutritionnels individuels et de votre niveau d'activité physique.

Cela dépendra également si la salade composée est un plat d'accompagnement, ou si elle est consommée comme plat principal. Pour une entrée, elle sera 2 à 3 fois plus petite qu'un plat principal.

"J'ai peur d'utiliser trop d'huile ou de crème?"

Il est important en effet d'être attentif à la quantité de matières grasses ajoutées à votre salade composée, car ces ingrédients sont riches en énergie. Cependant, cela ne signifie pas que vous devez éviter complètement l'huile ou la crème dans votre salade. Bien au contraire! Les matières grasses sont très importantes.

Voici quelques conseils pour une utilisation modérée d'huile et de crème dans votre salade composée :

Une cuillère à soupe (environ 15 ml) d'huile d'olive, de colza ou d'avocat est suffisante pour ajouter de la saveur à votre salade. Le dosage pour la sauce crème sera équivalente.

"Puis-je utiliser des crèmes allégées ou du fromage blanc pour la sauce?"

Ces options sont souvent plus légères que les sauces traditionnelles pour salade, comme la mayonnaise ou la vinaigrette crémeuse.

Cependant, il faudra veiller à bien lire les étiquettes et la composition de la crème allégée pour éviter les additifs. Je recommande d'être prudent à l'usage de ces produits. Comme nous les savons plus légers, nous avons tendance à en utiliser plus. L'économie calorique recherchée est alors évaporée. Et puis, votre portemonnaie n'en est pas épargnée.

Le fromage blanc peut être mélangé avec des herbes et des épices pour créer une sauce savoureuse et crémeuse. C'est une bonne sauce au goût différent.

"Puis-je manger du fromage aprés?"

Si votre salade ne contenait pas de fromage et que vous en avez envie et qu'une petite place est encore libre dans votre estomac, alors oui vous pouvez compléter votre repas. Que ce soit le midi ou le soir, il est tout fait possible de manger son fromage dans la salade composée ou après.

"Puis-je manger du pain avec ma salade composée qui contient un féculent? "

Oui, vous pouvez manger du pain avec une salade composée qui contient des féculents. Tout dépend cependant de la quantité ! Dans l'assiette ou à côté, la quantité de féculent doit être adaptée. Vous pouvez aussi rajouter des croûtons de salade à votre composition. Choisissez le bon pain qui se mariera le mieux avec votre assiette. Je recommande toujours des pains spéciaux et / ou au levain, tellement plus rassasiant.

"Comment ajuster les quantités de mon repas selon ma faim ?"

1. Écoutez votre corps : Apprenez à reconnaître les signaux de faim et de satiété.
2. Réduisez les portions : Si vous êtes habitué à manger de grandes quantités, essayez de réduire la taille de vos portions progressivement

jusqu'à ce que vous vous sentiez satisfait.

3. Mangez lentement, mastiquez, regardez bien votre assiette et arrêtez-vous lorsque vous êtes rassasié. Être rassasié c'est être bien, avoir le sentiment que le repas est complet et fini sans ressentir de trop plein, de ballonnements.

"Quels légumes sont les plus riches en fibres pour aider à la satiété ? " .

Les légumes riches en fibres sont particulièrement bénéfiques pour aider à la satiété. Les fibres sont des composants végétaux qui ne sont pas digérés par notre organisme, mais elles jouent un rôle essentiel dans le bon fonctionnement du système digestif et aident à procurer une sensation de satiété plus durable.

Voici une liste des 10 légumes frais particulièrement riches en fibres :

Légume	Teneur en fibres (g) pour 100g
Patate douce, cuite	9,2
Artichaut, cuit	8,3
Salsifis, cru	5,8
Panais, cuit	5,6
Petits pois, crus	5,5
Chou frisé, cru	4,9
Chou de Bruxelles, cuit	4,8
Céleri rave, cru	4,5
Aubergine, cuite	4,3
Haricot vert, cuit	4
Épinard, cuit	3,7
Carotte, cuite	3,7

Pour augmenter la durée de satiété, il est possible d'ajouter des légumes secs , appelés aussi légumineuses, tels que les lentilles, haricots, fèves, pois chiche etc… mais aussi quelques céréales.

"Est-il préférable de manger les légumes crus ou cuits pour perdre du poids ? " .

Que vous consommiez des légumes crus ou cuits n'a généralement aucune incidence significative sur la perte de poids. Les deux formes sont bénéfiques pour notre santé.

Les légumes crus contiennent bien plus de vitamines et minéraux, souvent perdus pendant la cuisson soit dans l'eau par effet de dilution soit par la température qui les aura détruits. Ils sont également plus fermes et favorisent plus la mastication.

Les légumes cuits sont plus digestes. La cuisson peut rendre les légumes plus faciles à digérer, ce qui peut être bénéfique pour les personnes ayant des sensibilités digestives.

Les nutriments essentiels, la mastication et une bonne digestion favorise un poids stable lorsque les quantités sont parfaitement adaptées à nos dépenses énergétiques globales.

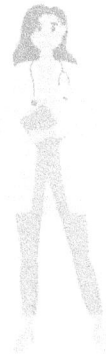

Mes petites recettes à moi

Cette rubrique est pour vous ! Vous pouvez noter vos propres recettes !

_____

_____

_____

_____

_____

_____

_____

_____

_____

_____

_____

_____

_____

_____

_____

_____

_____

_____

_____

_____

_____

_____

_____

Lexique des symboles

Pour vous aider à mieux utiliser ce livre, j'ai regroupé ici différentes explications.

Les visuels et leur signification

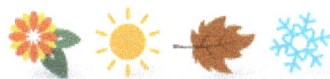

Ce visuel vous indique la saisonnalité des salades en fonction des légumes frais disponibles. La fleur exprime le printemps, le soleil l'été, la feuille l'automne et le flocon de neige l'hiver.

Ce chronomètre vous précise le temps moyen de réalisation d'une salade composée. En général, j'ai inclus les temps de cuisson des aliments. Mais en cas de restes, une salade composée ne demandera pas plus de 5 minutes de réalisation.

Le visuel de la feuille verte vous précise si la salade est végétarienne.

Cette illustration de l'épi de blé barré indique que les compositions sont sans gluten.

Ce pictogramme indique que les salades ne contiennent pas de lactose.

Dans la même collection

Découvrez la collection complète **SÉSAME** « **S**avoir **É**quilibrer **S**on **A**limentation : **M**on **E**ssentiel » qui explore les différentes thématiques de la diététique traditionnelle et comportementale pour vous accompagner vers une alimentation plus saine. Apprenez à faire des choix éclairés en remettant en question certaines idées reçues, au travers de recettes diverses et variées et grâce à une approche bienveillante qui encourage le soin de soi et une relation sereine avec les aliments.

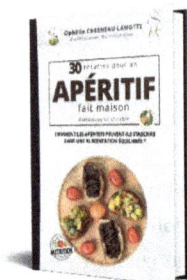

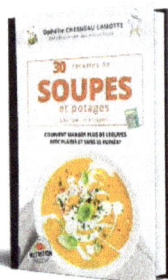

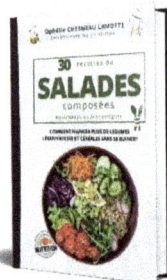

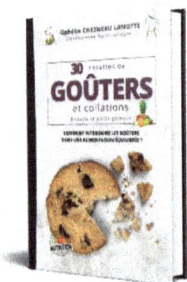

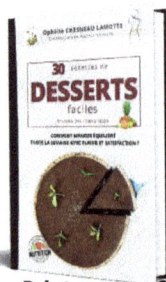

Printemps 2024

Scannez et accédez au site pour donner votre email

INFO

Remerciements

J'aimerai exprimer ma gratitude envers mes patients pour leur confiance en moi. Je suis émerveillée par leur courage et leur détermination à surmonter les défis qu'ils rencontrent. Leurs problèmes et leurs besoins m'ont inspiré à développer des solutions adaptées à leurs situations personnelles, des exercices ciblés et des outils pratiques pour les aider à atteindre leurs objectifs. Un grand merci!

Je voulais aussi remercier mes collègues diététiciennes et diététiciens pour leur soutien et leur avis. Je suis fière de faire partie d'une communauté de professionnels de santé aussi passionnés et engagés. Vos commentaires et vos suggestions ont été d'une grande aide pour que mon ouvrage atteigne son but : informer et sensibiliser le public sur l'alimentation équilibrée. Nous avons un si beau métier. Encore, merci !

Et encore et toujours, je tiens à remercier ma p'tite famille. Je suis quelqu'un qui peut parfois être difficile à vivre, surtout lorsque je me lance dans mes projets culinaires ou de jardinage qui me passionnent tant. Cela me prend du temps et de l'énergie ! Mes amours, merci pour votre patience, pour gouter mes plats et vos précieux avis.

Le 15 mars 2023

Ophélie Chesneau Lamotte

Bibliographie

Eugénie AUVINET, Caroline HIRSCHAUER, Anne-Laure MEUNIER, Alimentations, Nutrition et Régimes : Nouvelles recommandations 2021. 4ème édition. Studyrama, 2021, 344 à 370p.

Nathalie WALLART, Nutrition Alimentation : Module NA3 – TOME 2. BTS Diététique 1ère année, CNED, 157 à 171 p.

Valeur nutritionnelle des œufs : NYS, Y. & SAUVEUR, B. (2004). Valeur nutritionnelle des œufs. INRA Prod. Anim., 17(5), 385-393.

Mahshid Dehghan et al. Association of egg intake with blood lipids, cardiovascular disease, and mortality in 177,000 people in 50 countries, The American Journal of Clinical Nutrition, Volume 111, Issue 4, April 2020, Pages 795–803, https://www.sciencedirect.com/science/article/pii/S0002916522010668?via%3Dihub (consulté le 15 mars 2023)

BMJ. (2018, May 21). Daily egg consumption may reduce cardiovascular disease. Having an egg a day could reduce risk of stroke by 26 percent. ScienceDaily. Retrieved from https://www.sciencedaily.com/releases/2018/05/180521184702.htm (consultée le 27 mars 2023)

SITES INTERNETS

MINISTERE DE LA SANTE ET DE LA PREVENTION. Programme national nutrition santé (PNNS) - Professionnels . In : Ministère de la santé et de la prévention. Disponible sur : Programme national nutrition santé (PNNS) - Professionnels - Ministère de la Santé et de la Prévention (sante.gouv.fr) https://sante.gouv.fr/prevention-en-sante/preserver-sa-sante/le-programme-national-nutrition-sante/article/programme-national-nutrition-sante-pnns-professionnels (consultée le 26 février 2023)

TABLE CIQUAL. Disponible sur : Ciqual Table de composition nutritionnel : https://ciqual.anses.fr/ (consulté de janvier à avril 2023)

ANSES. Disponible sur : Anses - Agence nationale de sécurité sanitaire de l'alimentation. https://www.anses.fr/fr/content/les-acides-gras-om%C3%A9ga-3 (consulté le 15 mars 2023)

www.ingramcontent.com/pod-product-compliance
Lightning Source LLC
Chambersburg PA
CBHW070850280326
41934CB00008B/1387